专家细说
中风

一本书读懂中风的诊、治、养、防

中山大学附属第三医院神经科副主任
教授，主任医师，博士生导师　｜　陈晓红　主编

北京出版集团公司
北京出版社

图书在版编目（CIP）数据

专家细说中风 / 陈晓红主编. — 北京：北京出版社，2017.1
（专家细说常见病 / 翁建平，吴斌主编）
ISBN 978-7-200-12640-2

Ⅰ. ①专… Ⅱ. ①陈… Ⅲ. ①中风—防治 Ⅳ. ①R743.3

中国版本图书馆 CIP 数据核字（2016）第 303520 号

专家细说常见病

专家细说中风

ZHUANJIA XISHUO ZHONGFENG

陈晓红　主编

*

北 京 出 版 集 团 公 司　出版
北 京 出 版 社
（北京北三环中路 6 号）
邮政编码：100120
网　　　址：www.bph.com.cn
北 京 出 版 集 团 公 司 总 发 行
新 华 书 店 经 销
北 京 画 中 画 印 刷 有 限 公 司 印刷

*

787 毫米 × 1092 毫米　　32 开本　　8.125 印张　　157 千字
2017 年 1 月第 1 版　　2017 年 1 月第 1 次印刷
ISBN 978-7-200-12640-2
定价：22.00 元
如有印装质量问题，由本社负责调换
质量监督电话：010-58572393
责任编辑电话：010-58572281

编委会名单

丛书主编：翁建平　吴　斌
丛书副主编：朱延华　杨翠华　邹丽媛

本书主编：陈晓红
本书副主编：刘　媚

致读者

　　"专家细说常见病"丛书是一套由中山大学附属第三医院各科专家倾力编写完成的医学科普图书，第一辑共13个分册。《专家细说中风》一书由陈晓红教授担任主编，本书对广大中风患者应当了解和掌握的疾病防治知识，如中风的基本概念、中风的诊断与治疗、患者的日常家庭康复，以及如何预防中风的发生等，进行了系统而全面的介绍。本书内容权威、实用，希望广大读者能够从中获益，战胜疾病，享受健康！

目录
CONTENTS

中风的基本概念

中风的临床表现和诊断

中风的治疗

中风的家庭康复

中风的预防

目录

中风的基本概念

1. 什么是中风？

　　中风，也叫脑卒中，又称脑血管意外，是指急性起病、迅速出现局限性或弥漫性脑功能缺失表现的脑血管疾病。"卒"有突然的意思，中风患者常常由于急骤发展的脑部血液循环和功能障碍而出现突然偏瘫、失语、肢体麻木、口眼歪斜甚至昏迷等症状。同时，这类疾病来势较快，病势险恶，变化多端，就像自然界的风一样"善行多变"，所以，我国古代医学家把这类疾病称为"中风"。

　　临床上，有部分患者仅仅出现轻度的肢体感觉、活动障碍，并在24小时内恢复正常，这种现象医学上称为"短暂性脑缺血发作"，也就是我们通常所说的"小中风"。

　　中风包括缺血性中风和出血性中风，缺血性中风就是我们平时说的脑梗死，它包括脑血栓形成和脑栓塞等，出血性中风包括脑出血和蛛网膜下腔出血等。

2. 人脑的结构是怎样的？

中风之所以会造成如此严重的后果，是由于人脑的功能决定的。众所周知，脑是生命活动的最高级中枢，是人体的调控中心。如果把人的整个身体比作一支军队的话，那么脑无疑是这支军队的总司令部，脑指挥着人体的几乎所有功能，从复杂的思维、记忆到简单的动作。因此，即便脑部受到很轻微的损伤，也有可能产生非常严重的后果。

脑组织由两种细胞组成，分别是神经细胞和神经胶质细胞。神经细胞又称神经元，是神经系统的基本结构和功能单位。神经细胞由细胞体和突起两部分组成，形态上很像小墨斗鱼，无数个神经细胞通过突起相互连接，从而使各种信息能在身体内迅速传递。神经胶质细胞主要起支撑、营养和隔离神经细胞的作用。

人脑从形态上大体可分为端脑、间脑、脑干和小脑，向下则延续为脊髓。端脑就是我们常说的大脑，可分为左右两个半球，两个半球通过胼胝体联结，其中有神经纤维相联系。

在每侧大脑半球内都有一个腔室，叫侧脑室，里面充满了脑脊液。大脑表面类似一层皱皱的"毯子"，我们称其为大脑皮质，大脑皮质的重量占脑重量的 1/3 ～ 1/2，其面积可

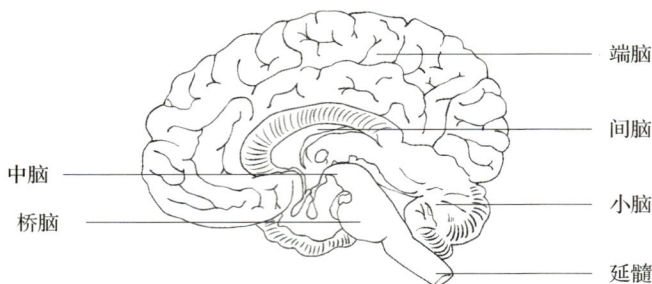

端脑

间脑

小脑

延髓

中脑

桥脑

人脑的基本结构

达 2000 ~ 4000 平方米。大脑皮质以脑裂、脑沟为分界分成十几个脑回和额叶、顶叶、颞叶、枕叶、岛叶等不同脑叶，从而形成多个功能区，不同的功能区掌管着诸如语言、运动、感觉等功能。

　　小脑位于颅后窝，包括左右半球和中间的上下蚓部，并通过上、中、下脚与脑干相连。间脑位于大脑两半球之间，几乎完全被大脑半球遮盖并与大脑紧密连接，位于端脑正中的第三脑室将间脑分隔为左右两半。间脑在解剖上可分为丘脑、底丘脑、后丘脑、上丘脑和下丘脑。脑干自下而上由延髓、桥脑及中脑组成，并相互连接，背后连接小脑，头端连接间脑，尾端与脊髓相连，脑干与小脑之间是第四脑室。

　　上述人脑各部分均在颅腔之内。脑与颅骨之间有三层隔膜。紧贴脑组织的膜称为软脑膜，软脑膜之外是蛛网膜，软脑膜与蛛网膜之间是蛛网膜下腔，里面充满了脑脊液。各种原因导致的颅底部或大脑表面血管破裂，血液会直接流入蛛网膜下腔，此即为蛛网膜下腔出血。紧贴颅骨的那层隔膜称为硬脑膜，在硬脑膜与蛛网膜之间是硬脑膜间隙，硬膜下血肿就发生在这里。

3. 人脑有哪些功能？

了解脑部的结构有助于我们理解中风时为什么会出现各种相应的症状。人脑的不同部位掌管着不同的功能，因此，当某个部位发生病变时，就会表现出相应的症状。

1）大脑的功能　大脑皮质是掌管人体各种功能的最高级中枢。大脑皮质各个区域间有很细的分工：有主管运动的，有主管感觉的，有主管视觉的，还有主管听觉的。因此，大脑皮质不同部位的损伤就会表现出不同的功能障碍：额叶受损，患者会出现肢体瘫痪、言语不清、情感障碍；顶叶受损，

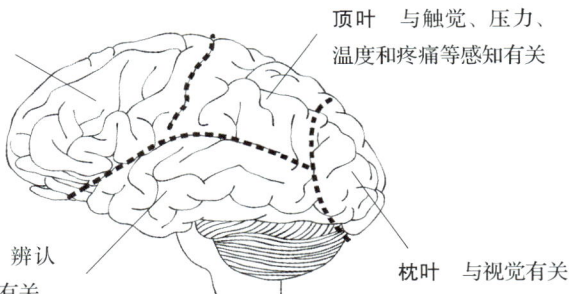

额叶　与推理、计划、情感、解决问题，以及部分言语和运动有关

顶叶　与触觉、压力、温度和疼痛等感知有关

颞叶　与感知、辨认听觉刺激和记忆有关

枕叶　与视觉有关

脑的功能分区

患者会出现感觉障碍；颞叶受损，患者会出现听力障碍、语言障碍；枕叶受损，患者会出现视力障碍。此外，大脑对以上大部分活动和功能的支配是双侧交叉性的，也就是说右侧大脑管左侧的运动和感觉，左侧大脑管右侧的运动和感觉。一侧的大脑受损，会导致对侧肢体瘫痪以及感觉障碍。

2）间脑的功能　间脑虽然体积不大，却起着很重要的作用。它是一个复杂而重要的分析、整合中枢，是听觉、视觉、触痛觉等多种信息传导到大脑半球的中继站。其中丘脑约占间脑的4/5，体内外环境传入神经系统的多种感觉均在丘脑经过分析、整合后再进一步传递到大脑皮质，因而丘脑有"皮质下最高感觉中枢"之称。同时，下丘脑还是一个重要的内分泌器官，它调节着众多内脏器官的功能。

3）小脑的功能　小脑主管感觉性平衡与协调，对保持身体平衡，控制姿势和步态，协调运动时不同肌肉收缩的顺序、及时性和力量起着重要的作用。运动员能够在体操场上前后翻腾，能够准确地将篮球投入篮筐，这都有赖于发达的小脑功能。

4）脑干的功能　脑干管理着身体最基本的功能，对维持正常呼吸、循环等基本生命活动起着极其重要的作用，所以有"生命中枢"之美称。延髓是脑干最核心的部位，呼吸、吞咽、血压、心率都是由延髓控制的，同时脑干还是大脑皮质发出的神经纤维到脊髓的必经之路，因此脑干受损常常会危及生命。

4. 脑的供血系统有何特点？

大脑的重量仅仅是体重的 1/50 左右，但是脑的血流量却是心输出量的 1/5，每分钟大约有 1000 毫升的血液流经大脑，可见大脑的血液供应非常丰富。

大脑基本上没有能量储存，所需能量只能由循环血液源源不断地供应，因此，脑血供的阻断将对脑功能产生巨大影响。脑血供阻断 6 秒钟，神经代谢即受影响；阻断 2 分钟，脑电活动停止；阻断 5 分钟，开始发生脑组织损害。中风的严重程度取决于受累血管所供应的脑组织的功能及病变严重程度。

大脑的血液供应由两对动脉（颈内动脉和椎动脉）负责，这两对动脉及其分支构成了大脑血液供应的两套系统，分别称为颈内动脉系统和椎基底动脉系统。

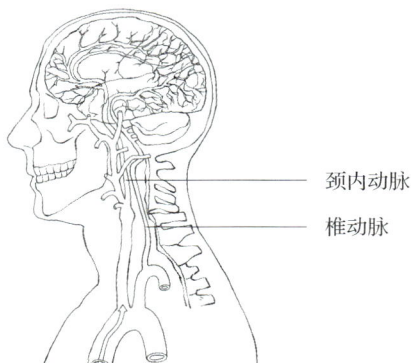

颈内动脉

椎动脉

脑的供血系统

在人体颈部两侧各有一条粗大的动脉，我们用手就可以感觉到它的搏动，这条动脉叫颈总动脉。颈总动脉分为颈外动脉和颈内动脉，其中颈内动脉向上延伸，进入脑内供应脑部血流，其血流主要供应眼球及大脑半球前2/3和间脑的前部。

椎基底动脉系统起自锁骨下动脉，其血流供应大脑半球后1/3、脑干、小脑和间脑后部。

这些血管分别供应不同的脑组织，因此，任何原因导致某根血管血流减少或中断，都会产生相应的临床表现。比如：眼动脉受累会引起视力障碍；小脑后下动脉受累会出现眩晕、呕吐、吞咽困难、声音嘶哑、共济失调［通常表现为行走不稳，走路像"醉汉"一样，言语含混不清，说话断续或顿挫呈爆发性，手的精细活动（如写字、绘画、穿针、系扣子等）障碍］；大脑后动脉受累会出现对侧偏瘫、偏盲、感觉障碍等。

在分支血管中，大脑中动脉是最大、最重要的一支，它先途经脑实质，再到大脑表面：在穿过脑实质时，分出许多细小的与主干垂直的中央支，供应包括内囊在内的深部脑组织；到大脑表面后，分出数条皮质支供应大脑半球部分区域，该区域内有躯体运动、感觉和语言中枢。因此，大脑中动脉及其分支如果发生病变，对脑功能会有非常严重的影响。

颅内的血管除了有大量的分支来保证大脑各个部位的血液供应外，还有一个特点就是不同的血管之间可以建立丰富的侧支循环。如果某支血管发育畸形或后天形成病变（如狭窄），若动脉闭塞是逐渐发生的，那么在侧支循环的作用下，脑内血流可以重新分配达到新的平衡，从而不出现任何临床症状。但如果动脉急性闭塞，侧支循环不良，就会发生局部脑组织缺血、坏死。因此，中风引起的脑部病变，其严重程度除了取决于受损区域的大小、病变发生速度的快慢和持续时间的长短外，还取决于侧支循环建立的速度和程度。在这些侧支循环中，最重要的是脑底动脉环（Willis 环），脑底动脉环由双侧大脑前动脉、颈内动脉、大脑后动脉、前交通动脉和后交通动脉组成，脑底动脉环可以使两侧大脑半球及两个供血动脉系统间的血液供应相互代偿，是调节大脑两侧半球及前后循环血液供给的枢纽。健全的脑底动脉环可以充分发挥其侧支循环的作用，从而保证脑部的血液供应。

5. 中风的常见病因有哪些？

导致中风最直接的原因是脑血流中断。许多原因都会造成脑血流循环障碍，既可以是脑血管的局部病变，也可以是全身性疾病在脑部的表现。

中风的常见病因有以下几点：

1）**动脉硬化**　常见的动脉硬化有动脉粥样硬化和高血压性动脉硬化。动脉粥样硬化在脑部的病变主要发生于大脑中动脉，可导致脑血管壁斑块形成、管壁增厚、管腔变窄，在血流的冲击下，斑块可发生破裂、溃疡、出血、血栓形成，从而引起大脑供血障碍。高血压性动脉硬化既可以使动脉管腔变得狭窄，阻滞血流而形成脑血栓，又可以导致微小的动脉瘤，在血压突然升高时，动脉瘤破裂引起脑出血。

2）**先天性脑血管病**　包括先天性动脉瘤、先天性颅动脉狭窄、脑动静脉畸形等。这些脑血管病变可导致脑梗死、脑出血、蛛网膜下腔出血等。

3）**心脏病**　如风湿性心脏瓣膜病变、感染性心内膜炎、房颤、心房黏液瘤等。存在这些疾病的患者，如果心脏内的附壁栓子脱落，随血流到达脑血管，就会引起脑血管阻塞。

4）**血液高凝状态和高黏状态**　存在血液高凝或高黏状态的疾病很多，如红细胞增多症、巨球蛋白血症、肾病综合征、骨髓异常增生综合征等。对于女性来说，人工流产、妊娠、长期服用避孕药等引起的血液高凝状态是中风的常见原因。

5）**动脉炎**　全身动脉炎性病变影响到了脑动脉也可引起中风，如多发性大动脉炎、结节性动脉炎、系统性红斑狼疮、钩端螺旋体病等。炎性因子作用于血管壁，会引起血管内皮损伤、增生，致使血管狭窄或闭塞。

6）**其他**　包括肿瘤栓子脱落、外伤性脑血管病变等。

6. 中风的诱发因素有哪些？

虽然中风的发病多呈急性、突发性，但其病理过程却多是缓慢进展的，如中风的最重要病理基础和危险因素动脉粥样硬化可有数十年的发展过程。在整个病理变化过程中，很多内外因素可促使这个病理变化过程突然升级、病情突变而发生中风。我们常把这些可以促发中风的人体内外因素称为中风的诱发因素，简称诱因。

中风的诱因有很多，它存在于我们的日常生活、工作之中。据调查，约 60% 的中风患者可以找到诱因。

中风的诱因大致有以下几个：情绪不佳（如生气、暴怒、激动等）；饮酒过量；过度劳累；用力过猛（如搬运重物等）；超量运动或剧烈运动；气候变化，特别是气候骤然变化；突然改变体位；服药不当（如降压药使用不当等）；用力排便；看电视时间过长；用脑不当，主要是过度用脑；精神高度紧张；大量出汗或发汗（如过度洗桑拿浴）等。

这些诱因几乎都与造成血压波动有关，所以，凡能引起血压急剧波动或脑部血液供应变化的因素，均可成为中风的诱因。预防中风需要从预防中风诱因做起。

7. 哪些人容易发生中风？

以下几类人容易发生中风：

1）**高血压患者**　据报道，80% 的中风患者有高血压病史，而高血压患者发生中风的危险性是正常血压者的 4 倍。因此，高血压患者即使没有明显的症状，也应坚持服药，控制好血压，千万不可麻痹大意。

2）**糖尿病患者**　据统计，10% ~ 30% 的中风患者有糖尿病，而糖尿病患者发生缺血性中风的概率是一般人的 2.8 倍。糖尿病患者容易出现脂代谢紊乱（可加重动脉粥样硬化），而且易伴发高血压，这些都是中风的危险因素。

3）**心脏病患者**　各种心脏病都会显著增加中风的发生风险。心肌梗死患者中男性和女性 6 年内发生中风的概率分别为 8% 和 10%。房颤患者发生中风的风险比普通人高 5 倍。此外，风湿性心脏瓣膜病变、心肌病、感染性心内膜炎、先天性心脏病患者，以及做过心脏手术、安装过人工心脏起搏器的人也容易发生中风。

4）**大量吸烟、饮酒者**　研究表明，长期大量饮酒，每天摄入酒精超过 60 克就有可能导致中风。吸烟可促使血液中的胆固醇与脂蛋白结合并沉积在血管壁上，从而加速动脉粥样硬化进程，引发中风。但吸烟对脑血管的影响是暂时的，有研究显示，戒烟 2 年以上，可使中风的发生率大大下降。

5）**脾气急躁者**　研究表明，性格与中风的发生有一定的关系。个性好强、容易激动、遇事急躁、情绪紧张的人容易发生中风。

6）**有中风家族史者**　流行病学调查显示，中风有一定的遗传倾向，父母、兄弟姐妹、祖父母、外祖父母中有中风者，其中风的发病率要比一般人高 4 倍。

7）**有短暂性脑缺血发作史者**　短暂性脑缺血发作（TIA）俗称小中风，表现为突发的肢体麻木或乏力，或意识紊乱、失语、视物模糊，或行走障碍、头晕、剧烈头痛、平衡障碍等，症状很快消失，一般不超过 24 小时，也没有后遗症。据统计，约 1/3 的短暂性脑缺血发作者在 1 ~ 5 年内会发生脑梗死。

8. 高血压与中风的关系如何？

　　高血压是中风最重要的危险因素。无论是什么原因导致的高血压，无论高血压发生的年龄、性别如何，无论是收缩压升高还是舒张压升高，无论对出血性中风还是对缺血性中风，高血压都是一个公认的、强有力的、重要的、独立的危险因素。研究发现，大约 80% 的脑出血患者和大约 70% 的脑梗死患者都有高血压病史。高血压患者发生中风的概率比血压正常者高 3 ~ 5 倍。收缩压每升高 10 毫米汞柱（1 毫米汞柱约等于 0.133 千帕），出血性中风的发病风险就会增加 54%，缺血性中风的发病风险则会增加 47%；而舒张压每升高 5 毫米汞柱，发生中风的风险会增加 46%。

　　有学者报道，无症状的高血压比有症状的高血压更为危险，无症状高血压患者发生脑梗死的危险性比有症状高血压患者高 4 倍。此外，高血压持续的时间越长，中风发生的可能性就越大。在我国，高血压的主要危害就是诱发中风，高血压造成的中风是高血压造成的心肌梗死的 5 倍。研究还表明，只要长期坚持有效控制血压，就可以显著降低中风的发生率。有效降压治疗 2 ~ 3 年，可使中风的发生率和死亡率各降低 39%。

高血压之所以会导致中风，主要是由于它加速了脑动脉硬化。高血压会使血管壁张力增高，长时间高血压则会使血管壁的弹性纤维断裂，造成血管壁的损伤，同时，血液中的脂类物质容易渗透到血管内膜中形成粥样斑块，这些都会使脑动脉失去弹性，动脉内膜受到损伤，从而造成脑动脉硬化。脑动脉硬化后，管壁变硬，管腔变窄，血流受阻，容易形成脑血栓。而当动脉粥样硬化斑块破裂时，内膜下细胞暴露于血流中，先是血小板黏附于此，形成附壁血栓，随后通过一系列反应，红细胞进一步在此黏聚，血栓越来越大，最后完全阻塞血管，导致脑梗死。此外，硬化的小动脉在高压血流的不断冲击下，会形成许多微小的动脉瘤，当血压骤然升高时，可使这种已经变硬、脆弱的血管破裂出血，从而发生脑出血。由此可见，高血压既可引发缺血性中风，也可引发出血性中风。

9. 糖尿病与中风的关系如何？

糖尿病与中风的关系日益引起人们的重视。有研究显示，糖尿病患者合并中风的风险是非糖尿病人群的 1.5 ~ 3 倍，糖尿病患者缺血性中风的发病时间较非糖尿病人群提早 10 ~ 20 年。而糖尿病患者中，血糖控制不良者较血糖控制良好者的中风发病率高 3 倍。同时，中风也是糖尿病患者常见的致残、致死原因，糖尿病患者发生中风后恢复缓慢，且病死率、致残率都比较高。

糖尿病之所以容易引起中风，主要是由于糖尿病引起的血管损害会造成动脉硬化，而动脉硬化是中风发生的重要病理基础。糖尿病患者存在糖、脂肪和蛋白质代谢紊乱，高血糖本身可损伤血管壁，使血管壁中层脂质更容易积聚而促进动脉粥样硬化。此外，由于胰岛素作用的减弱，血中甘油三酯水解减慢，富含甘油三酯的脂蛋白及其微粒在血中滞留时间延长，引起甘油三酯水平升高。同时，长期高血糖使脂库中释放的游离脂肪酸增多，加速了胆固醇的合成，加重了脂代谢紊乱，也加速了动脉粥样硬化的进程。另外，糖尿病患者往往存在代偿性高胰岛素血症，这会促进高血压的发生，同时间接促进动脉硬化的发展。有报道显示，糖尿病患者动脉硬化的发生率是普通人的 10 倍，并且发生年龄早，病程进展快。糖尿病患者的血管病变主要位于脑动脉、冠状动脉和下肢动脉。动脉硬化会使动脉弹性减弱，动脉内膜粗糙，易造成血小板在动脉壁上附着，所以容易造成脑血栓形成。

　　糖尿病患者还存在血液高凝状态、血液流变学异常和血液黏度增高，这也是导致中风的重要因素。糖尿病患者血浆纤溶系统紊乱，血纤维蛋白原水平升高，脂蛋白浓度增加，血脂增高，红细胞异常，血小板黏附聚集性增强，加上多尿引起体内脱水等，均可造成血液高凝状态和血液黏度增高，使微血管内血流不畅或栓塞。

　　此外，糖尿病患者激素调节功能异常，生长激素增多，胰高血糖素增多，这也会使血小板聚集黏附性增强，纤维蛋白原增加，血液黏度增高，血流缓慢，易导致脑血栓形成。

糖尿病是导致中风的重要危险因素，糖尿病患者应积极控制血糖，预防中风的发生。

10. 高脂血症与中风的关系如何？

在讨论高脂血症与中风的关系之前，我们首先要了解一下血脂的生物学特性。我们通常所说的血脂主要是指血浆总胆固醇和甘油三酯，此外还有脂肪酸、磷脂等。血浆脂质除了以上述形式存在外，还会与蛋白质结合，以脂蛋白的形式存在。脂蛋白按照密度的大小分为乳糜微粒、极低密度脂蛋白、低密度脂蛋白和高密度脂蛋白。临床上的血脂异常以高胆固醇血症、高甘油三酯血症、高低密度脂蛋白血症和高密度脂蛋白降低多见。

目前胆固醇浓度与中风的关系仍不清楚，国内外的报道也有很大的差异。有研究认为，胆固醇浓度与中风死亡率在55岁以下女性人群中呈正相关，在55岁以上女性人群中呈"U"形相关；而在70岁以上老年女性人群中，胆固醇浓度与短期（5年内）死亡率呈负相关。也有研究显示，胆固醇浓度与出血性中风和缺血性中风存在不同的相关性。胆固醇浓度低于4.14毫摩尔/升时，脑出血的危险性增加3倍。缺血性中风与血清胆固醇浓度存在显著正相关，胆固醇浓度高于7.23毫摩尔/升时，缺血性中风的死亡率明显增加。另外一些研究却认为，胆固醇浓度与任何类型的中风都没有相关性。

对甘油三酯的研究结果较为一致，大家一致认为高甘油三酯血症是中风的独立危险因素。高甘油三酯血症通过增加小颗粒脂蛋白胆固醇，降低高密度脂蛋白胆固醇，抑制纤溶系统，参与致动脉硬化过程。低密度脂蛋白胆固醇和甘油三酯容易在动脉内膜中浸润、沉积，促使血管平滑肌细胞增生，造成动脉硬化。甘油三酯的含量越高，动脉硬化的程度越重。高密度脂蛋白能将肝脏外组织中的胆固醇运到肝内，起到清除动脉血管内胆固醇的作用，这样就能降低血脂浓度，不但不会引起动脉硬化，反而有保护血管的作用。而高密度脂蛋白下降，可能造成血管内皮细胞的损伤，并引起血小板聚集、脂质沉积、平滑肌细胞增生等一系列反应，形成动脉硬化而促使脑梗死的发生。

综上所述，血脂水平与中风的关系不能一概而论。对于血脂异常的患者，调整血脂谱，使其恢复正常，才是治疗的关键。

11. 肥胖、代谢综合征与中风的关系如何？

据估计，目前全世界有近 3 亿名肥胖症患者。在我国，肥胖症的发病率正在迅速上升。流行病学资料显示，2005年，我国的肥胖、超重人群有 2 亿人，其中肥胖人群有 6000万，与 1992 年相比，超重人数增加了 39%，肥胖人数增加了

97%。另据报道，北京市成人肥胖率已达40%，而且有年轻化的趋势。1985—1995年的10年间，7～16岁的肥胖青少年总数增长了3倍。

肥胖和中风的关系是怎样的呢？肥胖是以体内脂肪过多为特征的体重增加。肥胖症的诊断标准目前尚未统一，欧美国家多以体重超过理想体重10%为超重，超过20%为肥胖。也有以腰围或腰臀比作为标准的。近年多主张用体重指数（BMI）作为衡量的标准。BMI＝体重（千克）/身高（米）^{2}。世界卫生组织提出，BMI≥25为超重，BMI≥30为肥胖。我国卫生部门提出的标准是，BMI在24～28为超重，BMI≥28为肥胖。男性腰围≥85厘米、女性腰围≥80厘米为中心型肥胖。有研究显示，体重指数每增加1个单位，缺血性中风的发生风险增加4%，出血性中风的发生风险增加6%。但也有研究持不同的看法，认为在矫正其他危险因素之后，体重指数与中风的关系即告消失，提示肥胖可能是通过其他危险因素（如高血压、糖尿病、血脂异常等）导致了中风的发生。日本、印度与大洋洲的研究，以及我国的城乡研究，结果均显示肥胖并不增加中风的风险。北美洲与欧洲的资料也未能以充分的证据证实肥胖是中风的独立危险因素。只有来自非洲的资料表明肥胖是中风的独立预测指标。因此，肥胖本身与中风的关系尚不十分明确。

然而，肥胖是高血压、糖尿病、冠心病的易患因素，肥胖者，尤其是腹部脂肪积聚过多者，其患高血压、糖尿病、冠心病的危险性明显增加。由于高血压、糖尿病、冠心病都是中风的危险因素，因此可以认为，肥胖与中风也有着密切的联系。有资料表明，高血压的发病率随着体重指数的增加而升高。体重每增加 10 千克，收缩压升高 3 毫米汞柱，中风的危险就会增加 24%。

肥胖时身体会出现一种"低度的全身炎症状态"，它所造成的血管内皮功能受损不仅可以导致血压增高，还可能与过多的脂肪积累导致的凝血纤溶系统平衡紊乱（导致血液高凝状态）一起参与中风的发病。肥胖还容易引起糖代谢失常，导致糖尿病。肥胖者的胰岛素分泌相对不足或存在胰岛素抵抗，这会造成饥饿感，使进食量增加，肥胖加重，进而使胰岛素的分泌显得更加不足。这一恶性循环的结果就是发生糖尿病。美国糖尿病联盟报道，体重超过理想体重 20%，糖尿病的发生率增加 1 倍以上。此外，肥胖者还常伴随心脏功能改变、血脂紊乱以及内分泌功能紊乱，这些都会增加中风的发病风险。肥胖本身可使左心房扩大，导致房颤而诱发脑栓塞。

以肥胖为重要组成部分的代谢综合征是严重危害人类健康、降低人们生活质量的一组临床综合征，它包括肥胖（尤其是中心型肥胖）、高血压、糖调节受损或 2 型糖尿病、血脂异常、胰岛素抵抗、高尿酸血症、微量白蛋白尿等。调查显示，中风患者 40% 有代谢综合征，代谢综合征人群患中风的危险比普通人高 10 倍，其中，高血压合并中心型肥胖位居各危险因素之首。代谢综合征的多个组成部分都与动脉粥样硬化密切相关，它们均可导致中风的发生。

由此可见，预防中风应该积极控制体重，避免肥胖和代谢综合征的发生。

12. 心脏病与中风的关系如何？

各种类型的心脏病都与中风密切相关，有心脏病的人发生中风的危险要比没有心脏病的人高2倍以上。其中，冠心病患者发生缺血性中风的概率是无冠心病者的2.2倍，先天性心脏病患者发生缺血性中风的概率是无先天性心脏病者的1.7倍。房颤患者中风的风险比普通人高5倍，约20%的缺血性中风由房颤引起，而且其发生中风的危险性与年龄呈正相关，50～59岁发病率为1.5%，80～89岁则增加至23.5%。此外，风湿性心脏病、感染性心内膜炎、病毒性心肌病、心力衰竭等都能增加中风的发生率。

心脏病引起中风主要通过两个途径：一是心脏来源的栓子脱落。这其中，以风湿性心脏病瓣膜赘生物及附壁血栓脱落最为常见，心内膜炎和心律失常患者也常常有附壁血栓脱落，较少见的有心房黏液瘤、心肌病等。瓣膜赘生物和附壁血栓在心脏血流的冲击下很容易脱落，脱落的栓子随着血液循环进入脑部血管，阻塞了较细的脑血管，造成脑栓塞。二是在严重的冠心病、心功能不全时，心肌缺血，心脏收缩功能下降，左心室排血量减少，导致脑血管灌注不足，脑部缺血、缺氧，血液瘀滞，形成脑血栓。

因此，心脏病患者应该积极治疗原发病，并定期随访、检查，预防中风的发生。

13. 血压低为什么也会引起中风？

高血压会引起中风已为人们普遍了解，但血压低也会导致中风却还不为人们所熟知。常有人很自信地说："我是低血压，不会得中风。"这种观点已经被越来越多的临床证据所驳斥。临床研究表明，过高的血压和过低的血压都会增加中风的发生风险。

血压过低时，血管不能正常扩张，循环血流量减少，脑血管痉挛，从而造成脑组织缺血、缺氧。此外，血管压力过低，管腔相对狭窄，脑血流速度缓慢，甚至短暂停顿，此时血液中的血小板和纤维蛋白原容易沉积，血液黏稠度增高，所以容易导致脑血栓形成。

低血压引发的中风以老年人居多，尤其是收缩压在 100 毫米汞柱以下者，且多发生在夜间睡眠时。这是因为睡眠中心跳减慢、血压偏低、血流缓慢，而老年人多有动脉硬化的病理基础，因此更容易出现脑供血不足，脑血栓形成。

我们在此郑重提醒，血压低的人也应从思想上高度重视，定期监测血压的变化情况，警惕中风的先兆症状，积极预防中风的发生。

14. 吸烟会引起中风吗?

吸烟是中风的重要危险因素。研究显示,长期吸烟者发生中风的危险性是不吸烟者的 6 倍,而长期被动吸烟者中风发病的危险性是不被动吸烟者的 1.82 倍。戒烟后,中风的危险稳步下降,5 年左右可达到与非吸烟者同等的水平。吸烟越多、吸烟越早的人,发生中风的可能性越大。

烟草中含有多种有害物质。香烟烟雾中的一氧化碳可以损伤动脉内皮细胞,尼古丁可使血液中肾上腺素水平升高、血管痉挛、血压升高,加速动脉硬化。此外,吸烟还可以增加血液黏度,促进血小板聚集,使得血流速度减慢,为中风创造条件。

15. 饮酒会引起中风吗?

有研究显示,少量饮酒的人发生缺血性中风的概率比不饮酒的人低。这种保护作用可能是因为适度的酒精摄入可增加高密度脂蛋白胆固醇水平,降低纤维蛋白原浓度。另外,酒精对血小板聚集有抑制作用,可延缓动脉粥样硬化的发展。然而,长期大量饮酒者发生出血性中风的危险比不饮酒者高 3 倍,酒精摄入量与出血性中风有直接的剂量相关性。一项对 16 ~ 40 岁首发缺血性中风者的调查发现,长期饮酒和偶尔过量饮酒发生缺血性中风的可能性相当，发病前 24 小时内摄入酒精超过 40 克是脑梗死的触发因素。

过量饮酒导致中风的机制可能有以下几点：

① 肾素—血管紧张素—醛固酮系统功能增强，使血压升高。同时，长期饮酒可导致脂代谢障碍，促进脑小动脉纤维素坏死、玻璃样变及动脉粥样斑块形成，导致脑血管损害。而酒精中毒兴奋所致的血压骤然增高会使颅内血管破裂，导致脑出血。

② 血小板功能亢进和血液高凝状态。过量饮酒可使血小板反跳性成倍增高，诱发血小板聚集和血栓素 A 增加，使患者血液呈高凝状态，因而容易诱发脑梗死。

③ 脑血流量降低。酒精中毒可使脑血流量明显下降，脑组织缺血、缺氧，血小板和纤维蛋白原容易沉积，血液黏稠度增高，从而容易发生脑梗死。另外，大量饮酒或酒精中毒者，酒后常深睡或昏迷，身体处于多种异常姿势和体位，颅外血管受到压迫，导致脑血液循环进一步障碍，这也是促进血栓形成的原因之一。

因此，饮酒要适度，避免长期无节制饮酒和醉酒。

16. 饮食与中风有何关系？

饮食与健康密切相关，俗话说"病从口入"，日常的饮食习惯、膳食结构都与中风有着直接或间接的关系。

研究发现，中老年人适当增加早餐的摄入，减少其他餐次的食物摄入量，可减慢体重的增长，而超重或肥胖则通过引起高血压、冠心病、糖尿病等疾病与中风相关联。

流行病学调查发现，脂肪摄入过多的地区，脑梗死的发病率高；而低脂肪、低蛋白、高盐饮食的地区，脑出血的发病率高。

脂肪的摄入不但需要从"量"上控制，还要有"质"上的适当选择。植物油脂富含多不饱和脂肪酸，能降低血胆固醇，但摄入过多，则会促使脂质过氧化，破坏细胞膜；而动物脂肪含饱和脂肪酸高，能升高血胆固醇，容易导致动脉粥样硬化和血栓形成。

研究发现，经常食用鱼虾类食物者中风的发病率比较低，这可能与此类食物富含 ω-3 多不饱和脂肪酸有关。ω-3 多不饱和脂肪酸可以降低血胆固醇和血同型半胱氨酸浓度，防止动脉硬化，从而减少中风的发生。

盐的摄入量与血压密切相关，高盐饮食可通过影响血压而增加中风的发生风险。

奶类和豆类食物对预防中风有积极作用。奶类除了含有丰富的优质蛋白和维生素外，其钙含量也非常丰富，是天然钙质的极好来源。奶中的钙、钾、镁三种元素都有利于降低血压，减少中风的发生风险。大豆蛋白则可以显著降低血浆胆固醇水平，有保护心脑血管的作用。

此外，多吃蔬菜、水果也具有预防中风的作用。蔬菜、水果富含维生素 C，维生素 C 有抗炎、抗氧化的作用，可以保护血管内皮，降低中风的发生风险。另一方面，蔬菜、水果含有丰富的膳食纤维，膳食纤维能阻止食物中过多的脂肪被人体吸收，并能促进胆酸从粪便中排出，减少胆固醇在体内的合成，降低血胆固醇，防治血脂异常与动脉粥样硬化。

现在推崇以地中海饮食取代低脂饮食，地中海饮食注重蔬菜、水果、全谷物、低脂乳制品、家禽、鱼类、豆类、橄榄油和坚果的摄入，限制甜食和红肉的摄入。

17. 性格、情绪与中风的关系如何？

日常生活中，我们经常遇到有些人平时性情急躁，在一次情绪激动后突发中风的情况。为什么会这样呢？长期性情急躁、精神紧张，血液中的儿茶酚胺、血管紧张素等增多，会导致血管痉挛、血压升高、血液凝固性增高，加速动脉硬化，促进血栓形成。突然情绪激动，血中的儿茶酚胺明显增多，血压显著升高，可导致脑动脉破裂出血，或由于严重的心律失常，导致原有的心脏附壁血栓脱落，引起脑栓塞。

中风患者与冠心病患者的性格特征非常相似，都表现为性情急躁，进取心和竞争性强，强迫自己为成就而奋斗。有研究发现，性情急躁的中老年人患出血性中风的危险性是普通人的 5 倍。

负性情绪也对中风的发生有一定的影响。有研究调查了

180例中风后抑郁的患者，发现其中30例在中风发生时正在接受抗抑郁药物治疗。多项研究提示，抑郁症状和中风风险增加之间有相关性，中风风险随抑郁评分的增加而增加。与此相反，正性情绪对脑血管有保护作用。有人认为，焦虑、抑郁等情绪可能是高血压的促发因素，同时还可引起自主神经系统功能和下丘脑—垂体—肾上腺轴功能紊乱，严重时可致猝死或中风。

此外，负性生活事件（如家人过世、离异、子女教育失败等）多发和缺少社会支持也与中风的发生有一定关系。

因此，认识自己的性格缺陷，对不良性格加以矫正，调整情绪，改变过激的情绪反应方式，增加有益的社会活动，融洽与亲朋好友之间的关系，这些都有利于预防中风。

18. 药物与中风的关系如何？

药物和中风之间也有一定的关系。

目前对于口服避孕药与中风的关系研究比较多，多数结果认为口服避孕药可增加中风的发病风险。流行病学调查发现，35岁以上的妇女，尤其是吸烟伴口服避孕药者，患深部静脉血栓的危险性是不服药者的5.7倍，患心肌梗死的危险性是不服药者的3～4倍，中风的发病率与口服避孕药中的雌激素含量成正比。

口服避孕药可能通过以下机制促进中风的发生：

① 升高血压。国外有报道，妇女服用复方雌激素避孕药2～5年，血压升高的概率是不服药者的2.6～5倍。

② 避孕药中的雌激素可促进血小板黏附。

③ 避孕药中的甾体激素，可影响脂肪和糖代谢，引起血胆固醇、甘油三酯升高，这些都可促使脑动脉硬化和脑梗死发生。

新近研究显示，口服小剂量避孕药（雌激素含量≤50毫克）不会增加中风的风险。但是，对年龄偏大、血压偏高，以及有偏头痛病史、吸烟史和其他危险因素者，不推荐口服避孕药，特别是雌激素含量较大的药物，而以采用其他避孕方式为宜。

此外，一些药物使用不当也可能诱发中风。

降压药是引起药物性中风最常见的药物。脑组织的血流量主要依靠血压来维持，血压过低会使脑血管的血流变慢，容易引起脑血栓。中老年高血压患者常常有动脉硬化的病理基础，如果在短期内服用大量降压药物，使血压迅速下降，会加重脑部供血不足，使血流缓慢，血液易于凝集，从而诱发缺血性中风。如果在睡觉前服用大剂量的降压药，则更容易诱发中风。这是由于人在睡眠状态下，心跳缓慢，血压降低，而在降压药的作用下，血压会降得更低，血流明显减慢，所以很容易形成脑血栓。

利尿剂，如呋塞米、氢氯噻嗪等，主要通过促进身体内过多水分的排出来治疗各种水肿、心功能不全等。如果使用剂量过大，会因血液浓缩、黏稠度增加、血流缓慢而促进脑血栓形成。

止血药，如酚磺乙胺（止血敏）、卡巴克络（安络血）等，大量使用可促使血栓形成。与此相反，一些抗凝药的过量使用则有诱发脑出血的风险。

解热镇痛药是我们日常生活中的常用药物，这类药物通过使人大量出汗、大量散热而使体温下降。但是，大量出汗可使机体严重缺水，造成血液浓缩、黏滞性增加，促使血栓形成。

此外，大量服用镇静安眠药可显著抑制大脑皮质功能，扩张血管，使血压明显下降，诱发中风。

19. 中风会不会遗传？

中风有一定的遗传倾向。国内的一项调查发现，脑血管病与高血压家族史无论对出血性中风还是缺血性中风均是明确的危险因素。国外的研究显示，脑血管病患者的父母死于中风者比对照组高 4 倍，双胞胎在患中风方面有着一致性。这些均说明遗传因素在中风发病上有一定作用。

中风的分子遗传学研究显示，肾素—血管紧张素基因、凝血/纤溶基因、内皮型一氧化氮合成酶基因与中风关系密切。

但中风并不是一种单一基因缺陷的遗传性疾病，而是由多种遗传和环境因素共同作用导致的一类极其复杂的疾病。

目前已知的大部分相关基因除直接影响中风的发病外，还通过影响中风和动脉粥样硬化的危险因素而间接起作用。多数学者认为，中风的遗传度受环境因素的影响甚大。

因此，中风的遗传因素固然重要，但不应过分看重而对预防中风产生无能为力的观点，应积极改变不良环境因素，预防中风的发生。

20. 为什么气候变化能诱发中风?

气候突变往往可诱发中风。虽然中风一年四季均可发生，但据流行病学研究，中风多发于冬季。这可能与寒冷刺激使交感神经兴奋、肾上腺素分泌增多、血管收缩、血压骤然升高有关。寒冷还可使血管的舒张与收缩功能失调，造成血液流动缓慢，这也可诱发中风。对中风住院患者进行统计分析，结果发现每年1月、2月、12月中风的发病率和病死率都比较高；夏季，中风发病虽然比冬季少一些，但比其他季节要多。

据临床观察，出血性中风在冬季气压高、气温低、湿度大时发病多；缺血性中风在夏季气压低、气温高、湿度小时发病多。阴雨天气、气温急剧下降、气压变化大等，都会影响人的精神、血管的舒张与收缩，造成血压波动，使中风发病增多。

21. 为什么用力过猛能诱发中风？

平时患有高血压、动脉粥样硬化的人，尤其是老年人，在搬运重物、剧烈运动、用力排便、剧烈咳嗽、憋气时，极易发生中风。在急诊，我们经常遇到50岁左右、身体比较健壮，却因低头弯腰搬重物而中风倒地、神志不清的病人。

搬运重物、剧烈咳嗽、用力排便，可使腹压增高，静脉回流受阻，血压骤然升高；同时，可使心跳加快，心脏收缩加强，心搏出量增加，血压升高。平时患有高血压和动脉粥样硬化的人，血管壁比较脆弱，一旦用力过猛，血压突然升高，极易发生脑出血。患颈动脉粥样硬化、心脏病者，用力过猛可导致栓子脱落阻塞脑血管而发生脑栓塞。所以，患有高血压、动脉粥样硬化、心脏病的中老年人，应切忌用力过猛，以免引起中风。

22. 为什么过劳会诱发中风？

在中风的诱因中，过劳是不容忽视的。在年龄大于50岁并患有高血压、高脂血症、冠心病、糖尿病、动脉粥样硬化的人中，因过劳而发生中风者大有人在。

所谓过劳，就是过度疲劳或过度劳累，多指在工作、学习、生活、家务中过度紧张繁忙。过劳可导致体力和精力过度消耗，使机体处于筋疲力尽的状态；过劳还会造成情绪的变化，如精神紧张、烦躁易怒、心神不宁或精神萎靡等。在这种情况下，很容易出现中风。例如，精神长期紧张，则交感神经兴奋，交感神经兴奋会促进肾上腺素分泌，使血管收缩，血压升高，进而有可能导致已粥样硬化的脑血管破裂而发生脑出血。

23. 用脑过度会促发中风吗？

在中风发病率的调查统计中，研究者发现中风的人群中脑力劳动者多于体力劳动者。用脑不当，如过度思索或紧张思考等重脑力劳动，会使精神过度紧张，使血压升高，促发中风。

所谓用脑过度，即超负荷、长时间、紧张的脑力劳动。用脑过度会造成精神紧张和脑疲劳。脑力劳动时，大脑的耗氧量增加，血液循环加快，全身各器官的代谢也加快，热能的消耗不亚于重体力劳动。过度用脑使大脑神经细胞长时间处于高度兴奋状态，或兴奋与抑制失去了生理上的平衡，自主神经功能紊乱，内分泌功能失调，特别是交感神经兴奋、去甲肾上腺素分泌增多，会导致高血压或血压波动，因此很容易促发中风。

广大中老年人应科学、合理地用脑，劳逸结合，避免用脑过度，以防诱发中风。

24. 年轻人会患中风吗？

年龄与中风的关系十分密切，年龄越大，中风的发病率越高。一般认为，中风是中老年人的常见病和多发病。

但是，近年来的研究发现，中风发病有年轻化的趋势，特别是缺血性中风。因此，大家要改变旧有的观念，提早对中风加以重视，有中风危险因素的年轻人更要注意，应积极防治高血压、动脉硬化及其他有诱发中风危险的疾病。除此之外，还要做到合理膳食、适当运动、克服不良生活习惯（如吸烟、酗酒）、保持良好的心态等。

25. 儿童会不会患中风？

儿童会不会发生中风呢？可能绝大部分人对这个问题都不以为然，觉得这不太可能。但是，医学对这个问题的回答是肯定的，儿童也会患中风，只不过，相对而言，儿童的中风发病率比较低。

临床上常见的儿童中风叫作脑底异常血管网病。本病以颈内动脉虹吸部及大脑前动脉、中动脉起始部进行性狭窄或闭塞，颅底软脑膜动脉穿通动脉形成细小而密集的吻合血管网为特征，脑血管造影显示许多密集成堆的、酷似吸烟吐出的烟雾的异常小血管网，所以又称烟雾病，也叫 Moyamoya 病

专家细说中风

（"莫牙莫牙病"）。本病儿童和青年人多见，50%的病例在10岁以前发病，10～40岁发病者占40%。

烟雾病的病因目前还不是十分清楚，可能的原因有：a. 先天性脑血管病。多见于儿童，某些病例有家族史，有些病例合并颅内动脉瘤、动静脉畸形等先天性畸形。b. 与钩端螺旋体、结核杆菌、病毒等的感染或颅脑外伤引起闭塞性多动脉炎有关。我国报道的烟雾病约50%与钩端螺旋体感染有关。

烟雾病的临床表现可大致归纳为如下几点：a. 发病前2～7天可出现头痛、发热、呕吐、抽搐等先兆症状。b. 儿童患者以缺血性中风或短暂性脑缺血发作为主，常见偏瘫、偏身感觉障碍、偏盲，主侧半球受损可见失语。偏瘫呈两侧肢体交替出现，或一侧偏瘫后不久又发生另一侧偏瘫。c. 部分病例有癫痫发作，或癫痫与偏瘫同时出现。d. 部分病例有智能减退。e. 超过一半的病例会发生脑出血或蛛网膜下腔出血。

儿童中风的预后较成人中风好，特别是儿童缺血性中风，几乎没有病死者，但可遗留癫痫发作及智力障碍。

26. 什么是中风后抑郁？为什么会出现中风后抑郁？

中风后抑郁是指发生在中风患者中的抑郁障碍，是一种中风并发症，表现为易激动、焦虑、担忧、恐惧、有罪恶感、无用感、悲观绝望、失眠、回避交往、闭门独处，甚至反复产生自杀念头等。中风后抑郁的发生率为 23% ~ 44%，女性明显多于男性，老人多于年轻人。

根据病情的轻重，中风后抑郁可分为轻度、中度及重度抑郁，以轻、中度抑郁居多。轻度抑郁症状持续时间较短，一般在中风后 15 个月抑郁症状即消失，而重度抑郁症状持续时间很长，且会明显影响患者的康复和生活质量，甚至会增加中风的病死率。

关于中风后抑郁的发病机制，目前还不是十分清楚。主要的观点有：

① 原发性内源性机制学说。学说认为，中风后抑郁是由于中风引起神经系统损伤导致脑部结构和生物化学变化所致。主要与单胺类神经递质 5- 羟色胺、去甲肾上腺素分泌失调和脑内 5- 羟色胺、去甲肾上腺素缺乏有关。

② 反应性机制学说（也称应激性机制学说）。学说认为，中风后抑郁是中风患者对自身肢体瘫痪、语言障碍等突如其来的残疾，以及随之而来的生活和社会地位的改变等灾难性事件（应激性生活事件）的反应。

③ 两种学说的结合。目前，多数学者认为，中风后抑郁与中风病变的部位和大小、脑局部低灌流、神经递质改变，以及家庭、社会对患者的关爱和患者对生活事件的应激等多种因素有关，是社会—心理—生物多种因素共同作用的结果。

27. 什么是肩—手综合征？

肩—手综合征是指中风后患侧上肢出现肩部、腕关节、手指肿胀、疼痛，被动活动受限（因疼痛加剧），皮肤发红，皮肤温度升高，晚期严重者出现关节僵直、皮肤和肌肉萎缩或挛缩的一个临床综合征。

肩—手综合征的发病可能与下列因素有关：

① 交感神经功能障碍。中风会影响到血管运动中枢，引起患肢交感神经兴奋性增高，血管痉挛，局部组织营养障碍，因而出现手部水肿和疼痛。所以，该综合征又称反射性交感神经营养不良综合征。

② 瘫痪肢体早期未及时进行康复锻炼，肢体功能恢复不良，瘫痪肢体肌肉无收缩力，导致瘫痪肢体静脉回流受阻、渗出、水肿、疼痛。

③ 瘫痪肢体被过度牵扯，或早期不正确地运动，过度活动损伤肩、腕关节，阻碍体液回流而水肿、疼痛。

④ 在瘫痪肢体上长时间输液影响肢体活动或造成液体外渗等，引起手部水肿和疼痛。

肩—手综合征多见于老年中风患者，发病时间通常在中风后 1 ~ 15 个月，多数发生在中风后的头 3 个月。因此，中风患者一发病就应时刻注意预防肩—手综合征。

28. 什么是血管性痴呆？

血管性痴呆是一组由脑血管疾病所导致的智能、认知功能障碍综合征。据报道，该病占全部痴呆的 15% ~ 30%。在日本，血管性痴呆占老年性痴呆的 50% ~ 60%。我国血管性痴呆的发病率也较高。

血管性痴呆是由缺血性中风、出血性中风、全脑缺血缺氧引起的。根据其病因、病理及病变部位的不同，血管性痴呆可分为多梗死性痴呆、多发性腔隙性梗死痴呆、大面积脑梗死痴呆、分水岭脑梗死痴呆、要害部位梗死性痴呆、皮质下动脉硬化性脑病、脑淀粉样血管病痴呆、出血性中风引起的痴呆等。

多梗死性痴呆是血管性痴呆最常见的类型，是由于动脉粥样硬化、动脉狭窄和动脉硬化斑块不断脱落，引起反复多发性脑梗死所致。当梗死的脑组织容积为 80 ~ 150 毫升时，临床即出现痴呆综合征的表现。

多梗死性痴呆的特点：a.认知功能障碍或抑郁等痴呆表现伴随中风事件突然或缓慢发生；b.病情呈阶段性进展，伴失语、偏瘫、感觉障碍、偏盲及锥体束征等皮质和皮质下功能障碍体征；c.CT 和磁共振检查可见多发性脑梗死病灶。

大面积脑梗死痴呆是由于大面积脑梗死所导致的痴呆。梗死的脑组织容积达到 50 ~ 60 毫升，可使大脑半球功能大

专家细说中风

部分损害而表现出局灶性定位体征和痴呆。

单发性脑梗死痴呆可分为单发性要害部位脑梗死痴呆和单发性大面积脑梗死痴呆。其中，单发性要害部位脑梗死痴呆梗死的脑组织容积很小，但发生在某些重要的脑功能部位，如丘脑、海马回及边缘系统等。

皮质下动脉硬化性脑病的临床特点：a.有长期高血压病史的中老年人，出现以认知功能障碍为首发症状的慢性进行性痴呆；b.轻度肢体运动障碍、共济失调、尿失禁等；c.CT和磁共振等神经影像学检查显示脑白质萎缩、脑室旁白质疏松伴多发性腔隙性梗死。

多发性腔隙性梗死痴呆也称低灌注导致的痴呆。由高血压、小动脉粥样硬化或长期低血压，供血区域脑组织长期低灌注，脑组织长期缺血和缺氧，神经细胞大量坏死所致。其临床特点为逐渐出现认知功能障碍和病情进展缓慢。

血管性痴呆的发生与脑梗死灶的大小、多少及部位有密切关系。血管性痴呆起病缓慢，病情呈阶梯式进展，如早期发现、早期诊断、早期治疗，有望阻止病情进展。

预防血管性痴呆，关键是预防中风的发生；预防中风的发生，关键在于预防和积极治疗高血压、动脉粥样硬化、糖尿病、高脂血症等。

29. 什么是意识障碍？

意识是人脑的特殊功能和属性，是中枢神经系统对自身和周围环境的感知及理解功能，是对内外环境刺激做出应答的反应能力，包括定向、记忆、情感、思维、自知力等客观世界在人脑中的主观映象，还有通过语言、视听、技巧性运动、复杂反应与外界环境保持联系的机敏力等人脑高级的皮质活动。

人脑的意识功能是有生理学基础的。各种传入神经冲动激活大脑皮质，使大脑皮质保持一定的兴奋性，人即处于意识清晰状态。感知、理解及应答能力减退或消失，说明有意识障碍。

中风患者的意识常出现不同程度的障碍，特别是出血性中风。意识障碍越重，说明病情越重，预后越差。正确判断中风患者的意识状况，可为其预后估计提供依据。

30. 怎样判断患者的意识障碍程度？

一般可通过询问和检查来判断。如询问患者叫什么名字、多大年龄、家里有几口人，如果患者能正确回答，说明患者意识清楚；如果患者不回答，对语言刺激没有反应，可进一步用钝针刺激其皮肤或压迫其眶上神经，观察患者对疼痛刺激的反应程度。

根据严重程度和表现形式，可将意识障碍分为以下几种类型：

① 嗜睡：嗜睡是最轻的意识障碍，患者呈睡眠样，呼之能醒，醒后能正确回答问题，而且能完成要求的动作。但如果没有外界的刺激，患者又很快入睡。

② 昏睡：昏睡比嗜睡重些，大声呼唤才能醒，醒后能回答问题，也可能不回答，回答得可能正确，也可能不正确。

③ 昏迷：患者意识完全丧失，对语言信号刺激没有反应。昏迷是意识障碍的较重阶段和病情危重的信号。昏迷根据程度可分为浅、中、深昏迷。浅昏迷表现为对语言信号刺激没有反应，但对疼痛刺激反应很敏感，用钝针刺激不瘫痪的肢体，患者知道躲避；中昏迷表现为对语言信号刺激没有反应，对一般疼痛刺激也没有反应，但对强烈疼痛刺激（如压眶上神经）有反应；深昏迷表现为对任何刺激均没有反应，各种反射消失，深昏迷患者预后不好。

31. 什么是植物人？

植物人也叫"去皮质状态""慢性持续性植物状态""假性昏迷""睁眼昏迷"等，是一种特殊的意识障碍。患者双侧大脑皮质广泛性损害，大脑皮质功能丧失，而皮质下功能尚存。常见于双侧脑出血、脑梗死，或严重的内囊、丘脑出血昏迷后期，也可见于脑外伤或一氧化碳中毒性脑病等。

植物人的临床表现主要为：

① 睁眼昏迷。也称"醒状昏迷"，患者神志貌似清醒，眨眼自如，眼球无目的地转动，对任何外界刺激均不做出反应，呼之不应，不言不语，不知饥渴，喂则吃，喂多少吃多少，大小便失禁。

② 皮质下功能正常。患者瞳孔对光反射、角膜反射、咳嗽反射、吞咽反射均良好。

③ 有睡眠和觉醒周期。患者夜间睡眠，白天睁眼，有眼球活动，但没有主动动作。

④ 去皮质强直表现。患者前臂放在前胸部屈曲内收，下肢强直性伸展。

⑤ 锥体束损害症状和体征。患者吸吮反射（婴儿吮奶）、下颌反射亢进，双侧病理征阳性，四肢肌张力增高。

因为患者的脑干没有病损，所以脑干功能基本不出现障碍，能保持自主呼吸和心跳。在加强护理、预防和控制感染、给予一定营养支持的情况下，患者可生存若干年。

32. 什么是瘫痪？如何判断肢体瘫痪程度？

瘫痪是中风最常见的体征，是指肢体不能自行活动，自主运动能力减低或丧失。人的一切有目的的运动都是由大脑皮质下达命令，通过特定的神经纤维（锥体束）支配肌肉运动的，这种运动称为"随意运动"。如果人的大脑不能发出命令，或者特定的神经纤维（锥体束）受损破坏，不能传达命令支配肌肉运动，则肢体不能完成随意运动，这就是肢体瘫痪（简称瘫痪）。

正常人平卧时双脚与床面自然垂直，如果发生瘫痪，则下肢呈外旋位，瘫痪侧上下肢不能动。如果将患者的双下肢屈曲成90°，双脚放在床面上，检查者松手，患者的瘫痪侧肢体会很快伸直，并向外侧倒；如果把患者的下肢提起，然后松手任其下落，不瘫痪的肢体落得比较慢，而瘫痪肢体落得很快。偏瘫侧肢体，肌肉松弛，肌张力较健侧低，腱反射也弱，锥体束征呈阳性。

患者意识清楚时能配合检查，检查时，让患者做自主运动，如抬腿、举手等，要一个关节一个关节地检查，并做好记录。检查者观察患者肢体主动运动的能力，判断其瘫痪的程度。

主动运动能力医学上用"肌力"表示，肌力分为如下6级：

0级：完全瘫痪，瘫痪的肢体不能移动，肌纤维无收缩。

1级：瘫痪的肢体不能移动，但肌纤维有轻微的收缩。

2级：肢体可在床面或桌面上平移，但不能抬起。

3级：肢体能抬起（能抗地心引力），但不能抵抗阻力。

4级：肢体能抬起，能抵抗阻力，但力量较正常差。

5级：正常。

如果瘫痪很轻，采用6级肌力法判断不出明显瘫痪，可做"轻瘫试验"：让患者两上肢平伸，掌心向下，观察一会儿，肌力差的肢体会先落下；检查下肢，患者取仰卧位，双膝屈曲呈 90°，肌力差的肢体会先落下。轻瘫试验阳性，表示患者肢体有轻微瘫痪。

33. 如何判断中风患者的嘴歪舌偏？

我们通常把中风患者出现的嘴歪舌偏一概描述成"口眼歪斜"。其实这是不确切的，因为大部分中风患者的面瘫属于中枢性面瘫，表现为病灶对侧下半部面瘫，只有嘴歪斜，而无眼歪斜。少数周围性面瘫者才表现为真正的"口眼歪斜"。

如何判断患者的嘴是否歪斜呢？首先观察患者面部是否对称，然后让患者做蹙额、皱眉、闭眼、示齿、鼓腮、吹口哨等动作。患者嘴歪，面部不对称，不能做上述动作。昏迷患者不能配合检查，检查者可观察其面部，一般呼气时麻痹侧颊部鼓起，吸气时颊部凹陷，这种现象称为"船帆征"；压迫其眶上神经，患者的嘴会偏向非瘫痪侧。

中风患者可出现两种面瘫，一种是中枢性面瘫，另一种是周围性面瘫。中枢性面瘫是核上神经纤维受损所致。如内囊出血，患者常表现为病变对侧鼻唇沟变浅、口角下垂，示齿时口角向病灶侧歪，不能鼓腮和吹口哨，而蹙额和闭眼等均正常，只出现病灶对侧下部面瘫，与偏瘫的肢体在同一侧。周围性面瘫是面神经核及从面神经核发出的神经纤维受损所致。如桥脑出血，患者病灶侧额纹消失或变浅，眼睑不能闭合，闭眼时眼球上蹿，露出白色巩膜，病灶侧鼻唇沟变浅、口角下垂，示齿时口角向健侧歪。

舌下神经受损不能正常支配舌肌运动，舌在口腔内或做伸舌动作时舌偏向一侧为舌偏。检查方法：让患者张口，观察舌在口腔内的位置；另外，要观察舌肌有无萎缩，如果舌面凹凸不平，说明有舌肌萎缩。如果有一侧舌肌瘫痪，则出现舌偏，舌在口腔内偏向健侧；有舌肌萎缩，伸舌时舌偏向病灶侧，与瘫痪的肢体呈交叉性，此为周围性舌瘫，是舌下神经核及从核发出的神经纤维受损所致；如在口腔内舌偏向病灶侧，伸舌偏向病灶对侧，与瘫痪肢体同侧，则属中枢性舌瘫，病损在中脑以上。

34. 什么叫失语？中风失语有几种类型？

失语是语言障碍的一种，也是中风患者常见的症状，俗称"中风不语"。

语言障碍有两种：一是构音障碍，是由于发音器官肌力减弱或协调不良，或肌张力改变所致的语言形成障碍而使说话不清或不能说话；另一种为失语，是由于大脑皮质（优势半球）语言中枢受损，不能下达命令而使患者不能讲话。

语言障碍还可以分为运动性失语、感觉性失语、混合性失语、命名性失语等。

1）运动性失语 中风导致大脑皮质运动性语言中枢受损，

患者丧失语言表达能力，不会说话，但能理解别人说话的意思，可用手势或点头等回答问题，这称为运动性失语。

运动性失语因病损范围不同可出现两种情况：一是完全性运动性失语，表现为完全不能说话；二是不完全性运动性失语，表现为只能说单字、单词，或说话欠流利等。运动性失语是大脑优势半球（也叫主侧半球，通常右利手者为大脑左侧半球，左利手者为大脑右侧半球）额下回后部的皮质运动性语言中枢及其附近脑组织受损导致。如果中风病损部位不在优势半球，患者一般不会出现失语。

2）**感觉性失语** 表现为患者听不懂别人说话的意思，也不理解问题的意思；看对方嘴在动，知道是在问问题，患者可回答问题，但答非所问，患者也不理解自己说话的内容。这是由于中风损及优势半球颞上回感觉性语言中枢及其附近脑组织所致。

3）**混合性失语** 表现为患者既有运动性失语，又有感觉性失语，自己不会说话，也不理解别人说话的内容。混合性失语是由于中风病变损及优势半球的额叶、颞叶所致。

4）**命名性失语** 表现为患者能说话，也能理解别人的问题，能说出物品的性质及用途，唯独叫不出物品的名称。命名性失语是由于中风病变损及优势半球颞叶后部和顶叶下部所致。

35. 为什么说中风是人类健康的大敌？

中风之所以被认为是威胁人类健康的重大疾病，不仅是因为无论儿童、青年人还是中老年人均可患病，更重要的是因为该病具有发病率高、病死率高、致残率高、复发率高及并发症多的"四高一多"特点。据报道，中风是我国城乡居民死亡的第二大原因。

1）发病率高　国内完成的 6 城市和 22 省农村神经疾病流行病学调查结果显示，我国城市人群中风的发病率为 219/10 万，农村人群为 185/10 万。按此发病率计算，全国每年就有 200 多万人发生中风。中风主要发生于中老年人，其发病率从 50 岁开始随年龄增长而增加，而我国人口老龄化程度正在不断加剧，因此，我国国民的中风发病率也会越来越高。

2）病死率高　目前，中风是导致人类死亡的三大类疾病之一（另两大类是恶性肿瘤和心血管疾病）。据调查，我国城市和农村人群的中风病死率分别是 116/10 万和 142/10 万。近年来，中风在我国（无论是城市还是农村）的全死因顺位中呈现明显前移趋势。据推算，我国每年死于中风的人数在 150 万以上。

3）致残率高　资料表明，中风患者 50% ~ 80% 会留有不同程度的致残性后遗症，如半身不遂、说话不清、智力减退、关节僵硬、肢体挛缩等，有的甚至出现了痴呆。其中约有 3/4

的患者丧失劳动能力，重度致残者约占 40%，有 16% 长期卧床或住院，60% 的患者生活不能自理，只有 10% ～ 20% 的患者可达到基本痊愈。中风后遗症不仅给患者本人带来了痛苦，还给家庭、社会带来了沉重的负担。

4）**复发率高**　据统计，中风发病后经抢救存活者在 5 年内有 20% ～ 47.7% 的复发率，第一年内复发的最多。

5）**并发症多**　中风后遗症患者身体抵抗力低下，易发生各种并发症，如肺炎、尿路感染、褥疮等，这些并发症会随时威胁患者的生命。

由此可见，中风的后果是极其严重的，我们应积极预防中风的发生，做好健康管理，未病先防，已病早治。

（刘　媚　陈晓红）

中风的
临床表现和诊断

1. 什么是短暂性脑缺血发作？

短暂性脑缺血发作（TIA）是由颅内血管病变引起的一过性或短暂性、局灶性脑或视网膜功能障碍。短暂性脑缺血发作的症状出现突然，表现多样化，可以表现为口角歪斜、口齿不清、一侧肢体无力、感觉障碍、天旋地转、视物不清、记忆丧失、突然跌倒、行为异常等，但这些症状多是一过性的，一般持续几分钟至几十分钟，最多不超过 24 小时，且神经影像学检查（CT 或磁共振）没有责任病灶的证据。凡神经影像学检查有神经功能缺损对应的明确病灶者不宜称为短暂性脑缺血发作。

传统短暂性脑缺血发作的定义强调临床症状在 24 小时内消失，不遗留神经系统体征，而不管是否存在责任病灶。近

专家细说中风

来研究发现，对于传统短暂性脑缺血发作病人，如果神经功能缺损症状持续时间超过 1 小时，绝大部分神经影像学检查均可发现对应的脑部梗死小病灶。因此，许多传统的短暂性脑缺血发作实质上是小中风。

短暂性脑缺血发作具有短暂性、可逆性和反复发作的特点。短暂性脑缺血发作早期发生中风的风险很高，发病 7 天内的中风风险为 4% ~ 10%，90 天内的中风风险为 10% ~ 20%（平均 11%）。发作间隔时间缩短、发作持续时间延长、临床症状逐渐加重的进展性短暂性脑缺血发作是即将发展为脑梗死的强烈预警信号。短暂性脑缺血发作患者不仅容易发生脑梗死，还容易发生心肌梗死和猝死。90 天内短暂性脑缺血发作复发、心肌梗死和死亡事件总的风险高达 25%。最终，短暂性脑缺血发作部分发展为脑梗死，部分继续发作，部分自行缓解。所以，一旦出现短暂性脑缺血发作，需及时到医院就诊，以降低心脑梗死的发病风险。

2. 什么原因会引起短暂性脑缺血发作？

引起短暂性脑缺血发作的原因有很多，它的发病与动脉粥样硬化、动脉狭窄、心脏病、血液成分改变及血流动力学变化等多种因素有关，其发病机制主要有以下几个方面：

1）**血流动力学改变**　是在各种原因（如动脉硬化和动脉炎等）所致的颈内动脉系统或椎基底动脉系统的动脉（供应

脑血流的血管）严重狭窄的基础上，血压的急剧波动导致原来靠侧支循环维持的脑区发生的一过性缺血。即本来就有血管狭窄，如果各种原因（活动后大量出汗、降压药过量、不规律服用降压药、情绪大幅度波动）致使突然出现低血压或使血压变化较大，会使通过血管的血流减少，从而出现一过性的脑缺血，当血压恢复后，血流恢复正常，症状也因此消失。血流动力型短暂性脑缺血发作的临床症状通常比较刻板，每次发作的表现极为相似，发作通常密集，间隔时间短，每次发作持续时间短暂，一般不超过 10 分钟症状即可自行消失。

2）**微栓塞**　栓子主要来源于颈部或脑内的大血管，特别是颈内动脉分叉处的动脉粥样硬化的不稳定斑块，也可以是心脏的附壁血栓破碎脱落形成的栓子、瓣膜性或非瓣膜性心源性栓子以及胆固醇结晶等。当粥样硬化斑块发生溃疡时，其表面容易沉积血小板、纤维素、胆固醇结晶等物质，这些沉积物受血流冲击或被挤压后可脱落形成微血栓进入颅内，微血栓阻塞小动脉常导致其供血区域脑组织缺血，当栓子破碎移向远端或自发溶解时，血流恢复，症状缓解。这些栓子可以阻塞不同部位的血管。微栓塞型短暂性脑缺血发作临床症状多变，发作通常稀疏，发作间隔时间长，每次发作持续时间一般较长。如果持续时间超过 30 分钟，提示微血栓较大，可能来源于心脏。

3）**颅内动脉痉挛**　由于某些原因，如局部血管损伤、微血栓的刺激、蛛网膜下腔出血等，引起局限性脑血管痉挛，血管管腔狭窄甚至闭塞而导致脑组织缺血。如果血管本身就存在粥样硬化、管腔狭窄、管壁不平的话，那么在这些狭窄的部位血流易形成湍流，这也会刺激血管壁引起痉挛，使得狭窄进一步加重。颅内动脉痉挛可以导致神经组织的局限性缺血、缺氧，从而产生相应的临床表现，当栓子消失或者被冲散移动到血管的远端后，原来缺血的部位血流恢复，症状也因此消失。

4）**其他疾病**　颈椎病变、脑血管受压、颈动脉外伤、颅内动脉炎、血黏度增高、血液高凝状态等，也可能与短暂性脑缺血发作有关。

3. 短暂性脑缺血发作有哪些特点？

1）**发病突然**　多表现为突然出现的肢体瘫痪、麻木、口角歪斜等，部分患者在数秒钟内症状迅速加重，达到高峰。

2）**持续时间短**　每次发作持续时间较短，多在几分钟至几十分钟内恢复正常，部分患者症状甚至仅持续几秒钟，一般持续时间不超过 24 小时。发作间歇期没有任何神经系统症状。

3）**反复发作**　多则一天内发作数次，少则数周、数月甚至几年才发作一次。反复发作的患者，每次发作的症状一般相似。

4）**临床症状不一**　临床症状因累及部位的不同而不同。

4. 短暂性脑缺血发作有哪些表现？

根据临床表现，可将短暂性脑缺血发作分为颈内动脉系统短暂性脑缺血发作和椎基底动脉系统短暂性脑缺血发作两类。

1）颈内动脉系统短暂性脑缺血发作 相对多见。颈内动脉系统的供血范围包括大脑半球前 3/5、眼部及部分间脑。

颈内动脉系统短暂性脑缺血发作的常见症状有：

① 一过性偏身瘫痪或无力。有时仅表现为单个上肢或下肢无力，多出现在肢体的远端（靠近手或脚的部位），部分患者可伴有口角歪斜、吐字不清等。

② 一过性偏身感觉减退或麻木。有时也仅为单个上肢或下肢的感觉障碍。

③ 一过性单眼失明或黑蒙（视物不清甚至眼前一片黑）。其中眼动脉交叉瘫（一过性单眼黑蒙及对侧上下肢无力和感觉障碍）是颈内动脉系统短暂性脑缺血发作的特征性表现。

④ 一过性双眼同向性偏盲。即突然两个眼睛看不清左侧或右侧半个视野内的物体。

⑤ 主侧半球（右利手者为左侧大脑半球）受累常出现一过性失语，即突然不会用语言表达自己的想法，或不能理解别人的话。

⑥ 少数患者还会有精神障碍、人格障碍和情感障碍等表

现，如乱讲话、兴奋躁动、行为古怪、脾气暴躁等。

2）椎基底动脉系统短暂性脑缺血发作　椎基底动脉系统的供血范围包括大脑半球后 2/5、丘脑、脑干和小脑。

椎基底动脉系统短暂性脑缺血发作的常见症状有：

① 发作性眩晕。发作时感觉天旋地转或感觉自己在转，恶心、呕吐，不敢睁眼，但多数不伴有耳鸣。

② 一过性复视。即把一个物体看成两个，主要是由于控制眼球活动的肌肉麻痹所致。

③ 一过性构音障碍。发作时虽能发音，但吐字不清，别人难以听懂。

④ 一过性吞咽困难。常伴有饮水或吃东西呛咳、声音嘶哑等表现。

⑤ 发作性共济失调。即协调性减弱，走路不稳，手取物不准。

⑥ 跌倒发作。即发作时患者意识清楚，但因突然出现的双下肢无力而瘫软在地。通常患者能自己重新站起来。这多因椎动脉供血不足引起脑干下行网状系统缺血所致。

⑦ 一过性交叉性瘫痪。即头面部的肌肉麻痹或感觉障碍与肢体瘫痪不在同一侧，如果是右侧面肌麻痹，则多伴有左侧肢体的瘫痪和麻木。

⑧ 部分患者还会有短暂性全面遗忘。即突然发生的、持续几分钟至几十分钟的记忆障碍，对周围环境突然很陌生，不知道自己身在何处，不知道现在是什么时间，分不清是上

午还是下午，但较复杂的皮层高级活动，如写字、计算、对话等通常正常，这是由于大脑后动脉缺血累及颞叶内侧和海马所致。

5. 短暂性脑缺血发作需要做哪些检查？

1）**血液检查** 包括血常规、血糖、血脂、凝血功能、血黏度等，主要是了解患者有没有脑血管病相关危险因素。

2）**CT 和磁共振检查** 短暂性脑缺血发作患者，头颅 CT 和磁共振检查一般没有明显异常，部分患者可见脑内有小的梗死灶或缺血灶。CT 和磁共振检查主要用于除外其他与短暂性脑缺血发作表现类似的颅内疾病，如多发性硬化、脑部肿瘤、小脑出血等。

3）**超声检查** 颈动脉超声可以作为短暂性脑缺血发作的基本检查手段，常常可以发现动脉粥样硬化斑块。经颅多普勒超声（TCD）可以发现颈动脉及颈内动脉的狭窄、动脉粥样硬化或血流异常，对频繁发作的患者可以通过 TCD 进行微栓子监测。超声心动图和经食管超声心动图可发现心房附壁血栓、二尖瓣赘生物及主动脉弓动脉粥样硬化等多种心源性栓子来源，其中经食管超声的敏感性和准确性较高。

4）**数字减影血管造影（DSA）** 通过血管造影可以发现较大动脉血管壁或管腔内存在的动脉粥样硬化斑块、管腔狭窄甚至闭塞等病变。DSA 是颅内外动脉血管病变最准确的诊断方法，但 DSA 是有创性检查，操作具有一定风险，一般不作为常规检查手段。

6. 短暂性脑缺血发作是中风的报警信号吗？

短暂性脑缺血发作一般都能在短时间内恢复，而且不会留下后遗症，因此，很多患者以为只是虚惊一场。但短暂性脑缺血发作常常是中风的先兆，如果任其发展，约有 1/3 的患者会在以后数月至数年内发生脑梗死。而且一般来说，短暂性脑缺血发作的发作次数越频繁，发作持续时间越长，其发生中风的可能性越大。因此，对于中老年人，特别是有动脉粥样硬化、高血压、高血脂、心脏病、糖尿病、颈部或锁骨下动脉杂音、无脉症、血压过高或过低、血液流变学异常等脑血管病危险因素的患者，如果出现短暂性脑缺血发作，特别是近期内频繁出现，应予以高度重视。

7. 发生短暂性脑缺血发作后该怎么办？

短暂性脑缺血发作患者在发病早期就应积极治疗，一旦出现肢体麻木、言语不清、眼前发黑等症状，应及时就诊，避免脑缺血进一步发展。在发作间期，患者应在医生的指导下进行检查和治疗。再次发作时，要注意症状的持续时间及间隔时间是否有变化。平时，要注意自我保健，适当进行体育锻炼。饮食上，要注意营养的合理搭配，切勿暴饮暴食。有高血压、糖尿病、血脂异常等慢性病者，应在医生的指导下进行治疗，把血糖、血压、血脂等控制在正常范围。

8. 什么是脑血栓形成？

脑血栓形成是指在脑血管本身病变的基础上，血液中血小板、纤维蛋白等有形成分凝集在血管腔内形成血栓，造成管腔狭窄或闭塞，并导致该动脉所供应的脑组织发生缺血、变性甚至坏死，从而出现相应的神经系统受损表现（肢体乏力、麻木、口角歪斜等）。

90%的脑血栓形成是在脑动脉粥样硬化的基础上发生的，因而也常称为动脉粥样硬化性脑血栓形成。脑血栓形成是发病率最高的一种缺血性脑血管疾病，占中风的 70% ~ 80%。

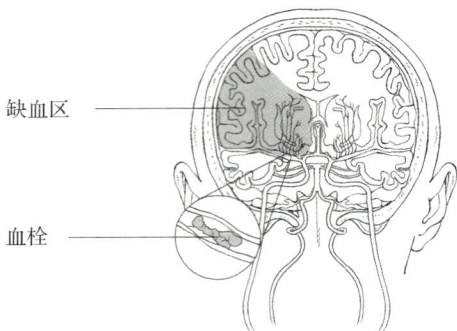

脑血栓形成示意图

缺血区

血栓

9. 脑血栓是怎么形成的？

　　脑血栓的形成主要有三方面的因素在起作用。

　　1）动脉管壁病变　以动脉粥样硬化最为常见，其他病变包括高血压伴发的脑小动脉硬化、血管炎、夹层动脉瘤等。动脉粥样硬化多发生于管径相对较大的脑大、中动脉的管壁。目前认为，血管内皮细胞反复受损导致内皮在修复过程中过度增厚是最终发展成动脉粥样硬化的首要因素。内皮受损时，血液中的胆固醇沉积于内皮下层，引起血管壁脂肪变性，进而造成纤维增生，使动脉变硬、迂曲、管壁增厚，从而形成动脉粥样硬化斑块。而一旦斑块发生破裂，血液中的血小板、纤维蛋白等成分就会附着于受损的内皮上，形成动脉管壁血栓，并通过一系列反应，使红细胞进一步在此黏聚，血栓越来越大，最后完全阻塞血管。

　　2）血液成分改变、血液凝固性增高和（或）血液流变学异常　血液成分改变性疾病，如真性红细胞增多症、血小板增多症、高脂血症、高蛋白血症等，可使血液凝固性增高，促进血栓形成。而血液流变学异常，如湍流、涡流等，会使血管壁所受压力增大，易造成内皮损伤，也有利于血栓形成。

　　3）血流动力学异常　血压下降、脱水、严重心律失常、心功能不全，可导致血流缓慢，脑血流量减少，这也有利于血栓形成。

10. 脑血栓形成的临床表现有什么特点？

脑血栓形成一般好发于 60 岁以上的老人，多数患者有高血压、糖尿病、高脂血症等脑血管病危险因素，或者有其他脏器动脉粥样硬化的表现。脑血栓形成常在安静或休息状态下发病，有些甚至在睡梦中发病，醒来时才发现有肢体瘫痪、言语不清、感觉障碍等，这种发病特征往往是由于夜间血压偏低、血流速度较慢造成的。

可以用"FAST"法来识别脑血栓形成：

F（face，脸）——注意有无面部瘫痪、口角歪斜；

A（arm，肢体）——注意有无肢体乏力、麻木；

S（speech，语言）——注意有无口齿不清，言语不利；

T（time，时间）——明确记录发病时间，立即送医。

脑血栓形成的症状一般在几小时或更长时间内逐渐加重，部分患者发病前可有头晕、头痛、乏力等前驱症状，多数典型病例在 1 ~ 3 天内达到高峰，之后随着脑部侧支循环的建立，梗死区周围水肿消退，症状逐渐减轻。

11. 不同脑动脉分支梗塞各有何特点？

脑血栓形成可发生于颈内动脉、大脑中动脉、大脑前动脉、椎动脉及基底动脉等脑动脉的任何分支，其临床表现主要取决于梗死灶的部位、大小及侧支循环的完善程度。其中颈内动脉系统血栓形成远较椎基底动脉系统多见，而在颈内动脉系统的血管中，又以大脑中动脉闭塞最为多见。

大脑中动脉的供血区包括运动中枢、感觉中枢、语言中枢及与精神活动有关的脑区等，因此一旦出现闭塞，就会产生多种神经功能障碍。

大脑中动脉闭塞会产生如下表现：

① 病灶对侧面部、上肢和下肢瘫痪。大多数患者上肢瘫痪较重，下肢瘫痪较轻（如果是大脑中动脉主干闭塞，则上下肢瘫痪程度基本相同），部分患者可伴口角歪斜、伸舌偏斜等表现。

② 病灶对侧偏身感觉障碍。感觉障碍分布范围多与瘫痪部位一致。

③ 双眼同向性偏盲。即双眼看不到病灶对侧半个视野内的物体。

④ 主侧半球受累尚伴有失语、失算、失读、失写等障碍。

颈内动脉闭塞的症状有时与大脑中动脉闭塞类似，也可有肢体瘫痪、感觉障碍、失语等表现。同时，颈内动脉有一分支为眼动脉，供血范围主要为眼部，因此，颈内动脉闭塞时可出现病灶侧单眼失明。如果颈内动脉主干严重狭窄或闭塞，可使一侧大脑半球缺血导致严重脑水肿，表现为病灶同侧眼裂变小、瞳孔散大、病灶对侧上下肢瘫痪，患者深度昏迷，呼吸障碍，如不及时抢救，可在短时间内死亡。

大脑前动脉血栓形成相对少见，除表现为病灶对侧上下肢瘫痪和感觉障碍外，还可出现精神症状及大小便失禁。脉络膜前动脉血栓形成，对侧偏瘫较轻，而对侧深浅、感觉障碍及对侧偏盲持续时间较长。大脑后动脉血栓形成可出现近期记忆缺失、视野缺失、自发性疼痛及共济失调等。

　　椎基底动脉的供血范围主要是大脑枕叶、脑干和小脑，所以，椎基底动脉闭塞时可有如下临床表现：

　　① 眩晕、视物旋转。这是椎基底动脉闭塞最为常见的症状，患者自觉眼前物体晃动、旋转，或觉得自己的身体摆动、旋转，常伴有恶心、呕吐、心悸等。

　　② 视力障碍。可表现为同时出现的双眼失明或视野缺失。

　　③ 复视。患者双眼看同一物体时，会将一个看成两个，这是由于控制眼球的肌肉麻痹造成的。

　　④ 吞咽困难。吞咽乏力，常伴有吃东西或喝水时呛咳，并可有言语不清等表现。

　　⑤ 面部感觉障碍。可以是一侧或双侧面部感觉减退或消失。

　　⑥ 共济失调。表现为走路及站立不稳、步态蹒跚、手取物不准等。

　　⑦ 肢体瘫痪及感觉障碍。主要呈交叉性瘫痪，即头面部肌肉瘫痪在一侧，肢体的瘫痪在另一侧（颈内动脉缺血时，头面部和肢体的瘫痪在同一侧）。感觉障碍的范围一般与肢体瘫痪一致。

⑧ 重症患者可出现四肢瘫痪、瞳孔缩小、昏迷、高热、急性肺水肿、心肌缺血等表现，病情常迅速恶化，大多数在短期内死亡。

12. 脑血栓形成需要做哪些检查？

脑血栓形成的诊断主要依靠临床表现，特别是那些有高血压、高血脂、糖尿病等高危因素的人群，如果突然出现肢体瘫痪、肢体麻木、口角歪斜、言语不利、偏盲、突然倒地、吞咽困难、饮水呛咳等局限性神经功能缺失症状并持续 24 小时以上，应考虑脑血栓形成的可能。

一些辅助检查对诊断也有所帮助：

1）**血液检查** 如血常规、血糖、血脂、凝血功能、血黏度等，主要是了解患者有没有脑血栓形成的相关危险因素。

2）**CT 检查** 多数脑血栓形成患者发病 24 小时内头颅 CT 可不显示任何改变，24 ~ 48 小时后逐渐显示与闭塞血管供血区一致的低密度梗死灶，同时 CT 还可明确病灶周围的水肿情况。但头颅 CT 检查不能发现相对较小的病灶，特别是位于小脑和脑干的梗死灶。

3）**磁共振检查** 头颅磁共振检查在梗死后数小时内即可发现改变，与 CT 相比，磁共振检查能更早地显示病灶，同时能清晰地显示小病灶和后颅凹部位的病灶。

注：有些医院不具备急查头颅磁共振的条件，此时急诊

CT 检查是十分必要的，尽管有时 CT 看不到明确的责任病灶，但能帮助诊断有无脑出血，因为不典型的脑出血与脑梗死有时单靠发病表现难以区分。

4）经颅多普勒超声（TCD）　可以发现颈动脉及颈内动脉的狭窄、动脉粥样硬化或血栓形成等病变。

5）数字减影血管造影（DSA）　DSA 能够直观地了解血管狭窄或闭塞的部位、程度，同时能发现动脉炎、动脉瘤及血管畸形等。但 DSA 是有创检查，具有一定风险，同时费用较高，所以一般不作为脑血栓形成的常规检查手段。

6）脑脊液检查　脑梗死时，脑脊液压力、常规、生化等检查的结果一般正常，大面积梗死时压力可增高，出血性梗死时脑脊液中可发现红细胞。一般来讲，如果通过影像学检查已确诊为脑梗死，则不必做脑脊液检查。

7）其他　如单光子发射计算机断层成像术（SPECT）（能早期显示脑梗死的部位、程度和局部血流改变）、正电子发射断层扫描（PET）（能显示脑梗死灶的局部脑血流、氧代谢及葡萄糖代谢情况），但费用相对较高。

13. 什么是脑栓塞？

脑栓塞是指来自身体其他部分的各种栓子沿血液循环进入颅内动脉系统，造成局部血流阻塞，相应的脑组织缺血、缺氧、坏死，从而导致口角歪斜，肢体乏力、麻木，言语不

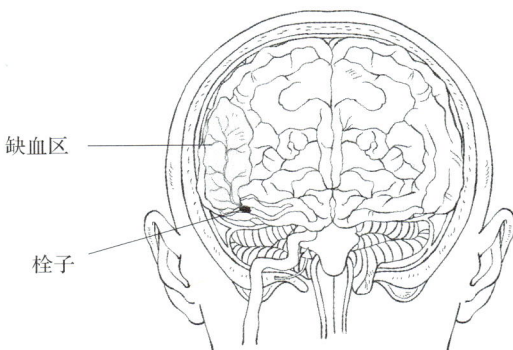

缺血区

栓子

脑栓塞示意图

利等。各种不溶解于血液中的固体、液体或气体，如血凝块、脂肪滴、空气等，均可成为栓子。

人脑的血液供应非常丰富（成人脑血流量约占心输出量的 20%），这使得脑部的栓塞多于其他部位，脑栓塞发病率可占全身动脉栓塞的 50% 左右。据推测，来自心脏的第一个栓子几乎 90% 停驻在脑部。脑栓塞常常是全身动脉栓塞性疾病的最初表现，而只要栓子的来源不消失，脑栓塞就可能反复发生，因而对于脑栓塞患者，寻找栓子的来源十分重要。约 2/3 的脑栓塞复发发生于首次脑栓塞后的 1 年内。

14. 栓子从哪里来？

为什么血液中会出现栓子呢？栓子的来源有很多，动脉粥样硬化斑块上的血凝块可以脱落成为栓子；感染性心内膜炎时心脏瓣膜上会形成赘生物，这些赘生物脱落也可以成为栓子；其他如骨折时骨髓中的脂肪组织、输液时进入输液管中的空气等都可以成为栓子。

根据来源的不同，可以将栓子分为以下几种：

① 心源性栓子：最为常见，占60% ~ 80%。风湿性心瓣膜病，尤其是合并房颤时，极易在心房壁形成赘生物，这些赘生物一旦脱落就会成为栓子。

② 非心源性栓子：包括脱落的动脉粥样硬化斑块、肺静脉血栓或血凝块、骨折或手术时的脂肪栓和气栓、血管内治疗时的血凝块、癌细胞、寄生虫及虫卵等。

③ 来源不明的栓子：约30%的脑栓塞不能确定栓子的来源。

15. 脑栓塞的临床表现有什么特点？

脑栓塞的发病年龄不一，如果是风湿性心脏病所致，则发病年龄较轻；如果是动脉硬化、心肌梗死所致，则多见于中老年人。

与脑血栓形成类似，脑栓塞临床上也主要表现为与栓塞动脉供血区的功能相对应的局限性神经功能缺失症状。脑栓塞累及颈内动脉系统特别是大脑中动脉及其分支较为多见，约占所有脑栓塞的80%，临床上可以出现失语、偏瘫、偏身感觉障碍和局限性癫痫发作等，偏瘫多以面部和上肢为重。如果栓子进入椎基底动脉系统，则可表现为眩晕、复视、共济失调、四肢瘫痪、发音及吞咽困难等。

下面从5个方面介绍脑栓塞的临床特征：

1）**起病**　在各类脑血管疾病中，以脑栓塞发病最快、最突然，发作前多无任何前驱症状，患者在数秒至数分钟内出现偏瘫、失语、一过性意识丧失、抽搐发作等症状。同时，脑栓塞患者的症状多在起病后迅速达到顶峰，不再加重或恶化，而不像脑血栓形成那样在数小时或数天内进行性发展。仅少数患者在发病后几天内病情加重，这可能与反复栓塞或脑水肿加剧等有关。

2）**发病年龄**　任何年龄均可发病，多在活动时突然发病。风湿性心脏病所致者年龄相对较轻，动脉粥样硬化、冠心病、心肌梗死引起者则多见于老年人。

3）**临床表现**　脑部症状多表现为颈内动脉系统特别是大脑中动脉系统闭塞症状，如偏瘫、失语、偏盲、局限性癫痫发作或偏身感觉障碍。少量的空气栓塞，症状可在短时间内完全消失。如果栓子阻塞大血管，或是颅内多发性栓塞、出血性栓塞或伴有严重脑水肿，则除了脑局部功能受损外，还可出现昏迷、高热、全身抽搐等表现，甚至会造成患者死亡。

4）**其他症状**　多数患者有心脏病、动脉粥样硬化等原发病病史、症状或体征。如果合并其他部位栓塞，如肺栓塞、肠系膜动脉栓塞等，则可出现胸痛、咯血、呼吸困难、皮肤瘀点、急腹症等。

5）后遗症 多数患者会留有不同程度的运动、感觉、言语和智能障碍等后遗症。

16. 脑栓塞需要做哪些检查?

脑栓塞的诊断首先要依据临床表现，如果患者有栓子来源的原发疾病或者有其他部位栓塞的证据，此次出现突发的偏瘫、失语、偏身感觉障碍等表现，则应该首先考虑脑栓塞的可能。

一些辅助检查有助于脑栓塞的诊断：

1）血液检查 包括血常规、血糖、血脂、凝血功能、血黏度、肝肾功能等。

2）CT 检查 与脑血栓形成一样，多数脑栓塞患者在发病24小时内头颅 CT 可以没有明显改变。但如果是出血性梗死，则头颅 CT 可以早期发现高密度出血影。

注：如果诊断为脑栓塞，在发病 2 ~ 3 天时应复查头颅 CT，以便早期发现继发性梗死后出血。

3）磁共振检查 头颅磁共振在梗死后数小时内即可发现改变，与 CT 相比，磁共振能更早显示病灶。

4）超声检查 超声心动图检查有助于证实心源性栓子的存在。颈动脉彩超可评价颈动脉管腔狭窄、血流及颈动脉斑块等,对颈动脉源性脑栓塞有提示意义。经颅多普勒超声(TCD)

检查还可以对微栓子进行监测。

5）**动态心电图监测** 很多患者的房颤是阵发性的，简单的心电图往往不能发现房颤，需要做 24 小时甚至更长时间的动态心电图监测。

6）**脑脊液检查** 必要时需进行腰穿检查。一般脑脊液压力正常，出血性脑梗死患者脑脊液可呈血性或可在显微镜下发现红细胞；如果是细菌性栓子造成的脑栓塞，则脑脊液白细胞可明显增高；脂肪栓塞者，脑脊液中可见脂肪球。

7）**数字减影血管造影（DSA）** DSA 可以显示闭塞血管的部位及栓子与动脉粥样硬化斑块的影像。但因其为有创检查，所以一般不作为常规检查手段。

17. 什么是腔隙性脑梗死？

腔隙性脑梗死是指脑深部的细小动脉发生闭塞造成的脑组织缺血性软化、坏死。腔隙性脑梗死的病变范围在 0.5 ～ 15毫米，一般不超过 20 毫米。这种梗死多发生在大脑深部的基底节区以及脑干等部位。在这些部位的动脉多是一些被称为深穿支的细小动脉，它们实际上是脑动脉的末梢支，又称为终末支。由于深穿支动脉供血范围有限，所以单一支的阻塞只引起很小范围的脑组织缺血、坏死，即形成所谓的腔隙。如果反复发生多个腔隙性脑梗死，则称为多发性腔隙性脑梗死，这在临床上比较多见。

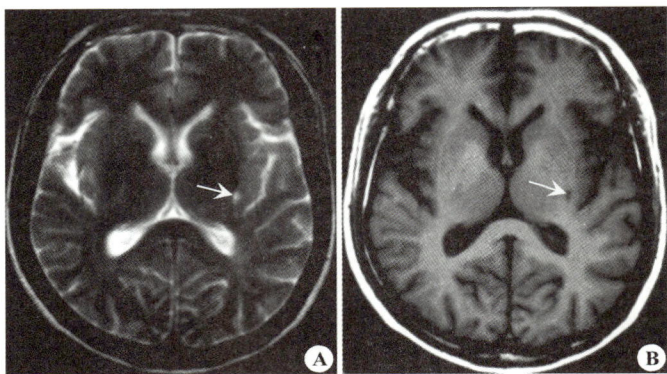

腔隙性脑梗死的影像表现

18. 腔隙性脑梗死的病因和表现是怎样的？

　　腔隙性脑梗死的病因包括高血压性动脉硬化、动脉粥样硬化、糖尿病、微小栓子、血流动力学及血液流变学异常，或其他全身性疾病（如白血病、尿毒症等），但最常见的还是高血压性动脉硬化。长期高血压引起脑内小动脉血管壁玻璃样变，使得管腔变窄，这些小动脉在某种血流动力学因素的影响下，或某种血液成分变化的情况下，会发生闭塞。我国是个高血压患病率比较高的国家，所以这一类型的脑梗死在临床上很常见。

　　大脑深部的基底节区和脑干是许多神经纤维束走行的重要通路，也是实现大脑和躯体神经联系的重要桥梁。腔隙性脑梗死患者多数没有明显症状，但如果梗死发生在上述通路上，就会造成某些神经传导的阻断，从而产生运动、感觉或语言方面的症状。由于腔隙性脑梗死的梗死灶很小，所以往往只影响某种神经纤维的功能而出现单纯运动性轻偏瘫，或仅出现单纯的偏身感觉障碍。

由于腔隙性脑梗死的临床症状相对较轻，体征又不明显，所以往往容易被患者及其家属所忽视。临床上，不少患者往往因为没有及时就医而导致广泛的、多发性腔隙性脑血管病。反复多次的脑深部小动脉阻塞会导致病情进行性加重，患者的智力呈进行性衰退，最终可导致痴呆，这也是血管性痴呆最常见的原因。腔隙性脑梗死患者如能做到早发现、早诊断、早治疗，不仅可以防止智力进行性衰退，还可以预防血管性痴呆。

19. 发现了"腔隙"就是腔隙性脑梗死吗？

并不是所有的"腔隙"都会产生症状，只有累及重要神经传导通路或神经结构的"腔隙"才会产生症状。这里应该指出，"腔隙"并不一定等于腔隙性脑梗死，尤其在做磁共振检查时发现的很小腔隙，它们的出现往往有其他的原因。磁共振检查对含水量大的信号很敏感，老年人往往存在脑小动脉硬化，血管与脑组织的间隙扩大，间隙中液体成分较多，容易在磁共振成像中表现为腔隙样改变。另外，有些陈旧的腔隙灶往往是以前的小出血灶吸收后的改变。正常人的磁共振片子上有时也会出现一些腔隙样的小点，这是解剖原因造成的。所以，我们说发现了"腔隙"不一定就代表发生了腔隙性脑梗死。

临床上，我们经常碰到一些患者拿着 CT 或磁共振片子来咨询，说是报告上说有"腔隙"或"多发腔隙"，患者十分紧张、焦虑。其实这大可不必，没有症状，医生查体无异常，应由医生结合片子做出具体的分析，不要望文生义，一概认为是脑梗死。即便是腔隙性脑梗死，只要在医生的指导下积极治疗，也是没有什么大问题的，大家不要过于紧张。

20. 什么是分水岭脑梗死？

"分水岭"这个名词的意思是指相邻两条江河流域之间的山岭或高地。医学上把两条主要动脉分布区域之间的边缘带或边界区称为"分水岭"。分水岭脑梗死是指脑内相邻两条主要动脉分布区（即供血区）之间的边缘带或边界区发生缺血及梗死，出现了相应的神经功能障碍，它是以脑梗死的部位特点命名的。梗死发生在大脑前动脉与大脑中动脉皮质支的边缘带，称为皮质前型分水岭脑梗死；梗死发生在大脑中动脉与大脑后动脉皮质支的边缘带，称为皮质后型分水岭脑梗死；梗死发生在大脑中动脉皮质支与深穿支的边缘带，称为皮质下型分水岭脑梗死；梗死发生在小脑上、下动脉供血区域之间的边缘带，称为小脑分水岭脑梗死。

脑分水岭是脑动脉的末梢供血部位，因此，容易发生缺血、缺氧。分水岭脑梗死占全部脑梗死的 10% 左右。CT 或磁共振成像等影像学检查可以根据病灶特点对其进行明确诊断。

分水岭脑梗死是在颈内动脉或脑内大动脉粥样硬化伴狭窄的基础上发生的，低血压、低血容量、各种微栓子栓塞、血液黏滞性增高等均可导致分水岭脑梗死。

21. 什么是无症状性脑梗死？

无症状性脑梗死是指无中风史，无临床症状，无明确神经系统定位体征，或者临床症状轻微，未引起患者及医生的注意而被忽略，因其他原因做神经影像学检查发现脑梗死病灶者。

脑梗死随闭塞的脑血管不同以及梗死部位和梗死范围的不同而症状各异，有的甚至没有症状。脑部存在无运动及感觉中枢的区域，这些区域病损不会出现瘫痪等临床表现，医学上称这些区域为"静区"。如果脑梗死的范围很小（微小梗死灶），或者梗死部位恰好在"静区"，就可以不表现出任何临床症状。

无症状性脑梗死多为腔隙性脑梗死，无症状性腔隙脑梗死病变多累及内囊和基底节区的"静区"。由心源性栓子引起的栓塞性无症状性脑梗死，病变多累及非优势侧的大脑皮质，多见于额顶叶及枕叶的"静区"。

无症状性脑梗死，其实并不是完全没有临床症状。发生在"静区"的病变，或多或少会影响其邻近的脑功能区或中枢区，因而会出现一些相应的轻微的非特异性临床症状，或症状出现时间短暂，如头晕、头痛、注意力不集中、轻微肢体麻木、共济失调、动作笨拙等，这些症状不足以引起患者或医生的注意，特别是这些症状单独出现或一过性出现时，极易被人忽略。因此，这类脑梗死往往是在健康体检时，或因其他疾病（如面神经麻痹、老年痴呆、癫痫等）进行 CT 或磁共振检查时才被发现。所以，无论是医生还是患者，都要提高对该病的认识，以免影响对该病的及时诊断。

无症状性脑梗死与有症状性脑梗死的病因、病理基础、危险因素基本相同，前者又是后者主要的危险因素之一，因此，早期诊断无症状性脑梗死有利于早期治疗，防止其演变成有症状性脑梗死。

22. 什么是大面积脑梗死？

缺血性中风除了上述类型外，还有一种叫"大面积脑梗死"。那么，大面积脑梗死是怎么回事呢？顾名思义，大面积脑梗死是指脑组织由于缺血、缺氧发生梗死的范围大。梗死范围超过同侧大脑半球面积的 1/2 或 2/3 者，或梗死灶直径大于 4 厘米的、梗死范围波及 2 个以上脑叶的，均可诊断为大面积脑梗死。

大面积脑梗死是由于大脑主干动脉闭塞或被阻塞，侧支循环又没建立，从而造成该主干动脉供血区域大面积脑组织缺血、缺氧和大面积脑细胞软化、坏死所致。前面我们说了，大脑的供血系统主要有颈内动脉系统和椎基底动脉系统。大脑中动脉是颈内动脉的直接延续，由身体各部位来的栓子，常常阻塞于大脑中动脉，所以脑栓塞的部位也主要在大脑中动脉。大脑中动脉分布的范围较广，一旦大脑中动脉闭塞，则会引起大脑半球大面积缺血、坏死。椎基底动脉系统主干动脉闭塞，一种情况是基底动脉粥样硬化血栓形成，其动脉闭塞多见于椎动脉和基底动脉连接处；另一种情况是栓塞，椎动脉脱落的栓子易阻塞大脑后动脉。上述两种情况，均可引起枕叶或小脑大面积梗死。

大面积脑梗死由于梗死的面积大，所以造成的神经功能损害一般比较严重，而且，大面积脑梗死发病急，进展迅速，预后差，病死率高。大面积脑梗死是缺血性中风最凶险的重症之一。

23. 什么是出血性脑梗死？

在脑梗死病变的基础上，梗死区内的血管再通时，血液溢出到脑组织中，这称为出血性脑梗死，也称脑梗死后出血。出血性脑梗死常提示脑栓塞。该病多发生于大面积脑梗死患者。由于梗死区域的血管长时间缺血、缺氧，血管壁变性，当血管再通时，血液涌入病变血管内，冲击已受损的脆弱的血管壁，血管破裂，血液溢出，即产生梗死区域内出血。

据报道，大面积脑梗死发生出血性脑梗死的风险是小灶性脑梗死的 12 倍以上。另外，对脑梗死进行溶栓及抗凝等治疗，也可以引起出血性脑梗死，而且一般出血量大，症状严重，病死率高。因此，对脑梗死患者选择溶栓、抗凝等治疗时，需特别注意适应症及治疗时间窗（需在脑梗死后 6 小时内进行，3 小时内最佳）。如果确诊已发生出血性脑梗死，应立即停止溶栓、抗凝、扩血管、扩容治疗。

出血性脑梗死多发生于脑梗死发病后 1 ～ 2 周内，其出血量多少不等。有的出血量较多，往往会形成血肿，我们称之为血肿型出血性脑梗死。血肿型出血性脑梗死多见于脑梗死发病后 7 天内，由于有脑血肿形成，所以患者的临床症状和体征明显加重，而且预后往往较差。一旦明确诊断为血肿型出血性脑梗死，则应按脑出血进行治疗。有的出血呈点状或斑片状，我们称之为非血肿型出血性脑梗死。非血肿型出血性脑梗死多见于脑梗死发病后 7 ～ 14 天，一般预后较好。一般来讲，出血性脑梗死发生的时间距脑梗死发生的时间越短，则症状越重，预后越差。

24. 什么是脑出血？

脑实质内的出血称为脑出血。引起脑出血的病因有很多，一般可分为创伤性和非创伤性两大类。我们通常所说的脑出血是指原发于脑实质内的、非创伤性的出血。脑出血占全部中风的 20% 左右，是死亡率和致残率极高的一种疾病。脑出血有 80% 左右发生于大脑半球，其余 20% 左右发生于脑干和小脑。

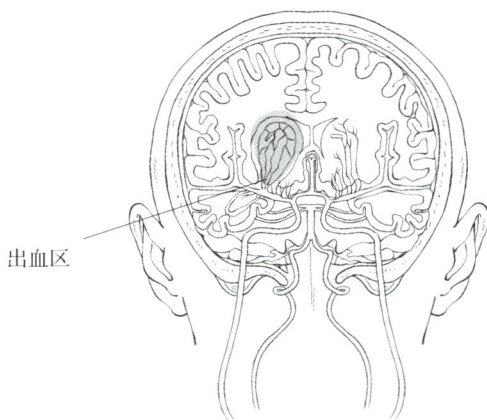

出血区

脑出血示意图

25. 为什么会发生脑出血？

高血压是脑出血最常见的原因，大多数脑出血是在高血压所导致的脑小动脉病变的基础上发生的。长期高血压可以导致脑小动脉透明变性、纤维素样坏死及微小动脉瘤形成，一旦血压突然升高，这些小动脉就可能破裂而导致脑出血。

正常动脉可承受 600 毫米汞柱以上的压力而不致破裂。

但与其他部位的动脉相比，脑动脉的管壁较薄，其中层的肌细胞及外层的结缔组织均少，而且缺乏外弹力层。长期高血压，小动脉发生硬化，一些经常承受高压的部位，如供应深部脑组织的穿通支，特别是大脑中动脉发出的豆纹动脉，因从主干直角分出而需要承受更大的压力冲击，所以容易形成微动脉瘤。在这些病变的基础上，如果患者情绪激动或体力活动增加，血压突然升高，超出血管的承受能力，即可造成血管破裂而发生脑出血。豆纹动脉供应的脑基底核区是脑出血最好发的部位。动脉粥样硬化有时也可波及小动脉，使管壁变形，动脉周围组织缺血、坏死，在血压升高时可破裂出血。其他可引起脑出血的原因还包括脑血管畸形、脑肿瘤血管破裂、动脉炎等。

26. 脑出血的临床表现及其特点是怎样的？

　　脑出血好发于 50 ~ 70 岁的中老年人，男性略多见，患者多有高血压病史。大多数病例发病前没有预兆，常在情绪激动、活动用力时突然发病，病情进展迅速，症状多在几分钟至几小时内达到顶峰。

　　脑出血的临床表现主要取决于出血部位和出血量。一般发病时常突然感到头部剧烈疼痛，伴恶心、呕吐，严重者合并有胃肠道出血，呕吐物呈咖啡色。部分重症患者可在发病后几分钟内出现意识模糊或者昏迷，严重者可很快死亡。

绝大多数高血压性脑出血发生在脑部的基底核区域，占脑出血的 70% ~ 80%，另有 20% 左右的脑出血发生在脑干和小脑。脑出血时，血液可破入脑室或蛛网膜下腔。急性期，血肿周围的脑组织水肿明显，可使大脑半球体积增大，向对侧移位形成脑疝并压迫脑干。脑疝常常是脑出血致死的直接原因。

27. 不同部位脑出血的临床表现有何不同？

出血部位不同，脑出血的临床表现也有差异。

1）基底核区出血 由于基底核区出血常常累及内囊，所以又称内囊出血。主要表现为对侧偏身瘫痪、偏身感觉障碍及偏盲，即"三偏症状"。如果出血量较大，则可伴头痛、呕吐甚至意识障碍。如果出血影响到丘脑，那么除感觉、运动障碍外，还可能出现情感障碍、失语、视听幻觉以及定向障碍、计算障碍、记忆障碍等。

2）桥脑出血 桥脑是很多大脑皮质的神经纤维传至脊髓的必经之路，因此轻微的损伤就有可能导致严重的后果。少量出血影响一侧桥脑可表现为交叉性瘫痪，即出血侧面部瘫痪和对侧上下肢瘫痪。如出血迅速波及双侧桥脑，则出现双侧面部和肢体均瘫痪。桥脑出血如果影响到下丘脑体温调节中枢，则可能出现持续高热状态。如果脑干的呼吸中枢受到影响，则患者可在早期出现呼吸困难。一旦出现桥脑大量出血，患者可能迅速昏迷，并伴有高热、瞳孔缩小、呼吸障碍、四肢瘫痪等表现，多于 48 小时内死亡。

3）小脑出血 小脑出血一般不会导致肢体瘫痪，而以枕部头痛、眩晕、呕吐以及平衡障碍等为主要表现。但如果出血量较大压迫脑干，也可能出现肢体瘫痪、感觉麻痹等表现，严重者甚至可能出现昏迷，并在数小时内死亡。

4）脑叶出血 脑叶出血的原因多为动静脉畸形、血管淀粉样变以及肿瘤等。脑叶出血除了头痛、呕吐等症状外，主要表现为出血脑叶的局灶定位症状：额叶出血主要表现为肢体瘫痪、失语等；颞叶出血可出现精神症状；顶叶出血可有偏身感觉障碍、空间构象障碍；枕叶出血可有视野缺失、意识障碍等。如果出血破入邻近的蛛网膜下腔，可有头痛、呕吐、颈项强直等表现。

5）脑室出血 单纯的脑室出血主要表现为头痛、呕吐等症状，一般没有意识障碍以及瘫痪等表现，预后较好，大多数患者可完全恢复。但如果出现脑室内大量出血，则患者可迅速出现昏迷、频繁呕吐、四肢瘫痪、瞳孔缩小等。脑室内大出血病情较重，患者多迅速死亡。

6）中脑出血 中脑出血相对较为少见，少量出血可表现为患侧眼球活动障碍伴对侧偏瘫，如果出血量大则可能出现双侧面瘫、四肢瘫痪、意识障碍，甚至昏迷。

7）延髓出血 极为少见。因延髓内有重要的心血管中枢和呼吸中枢，所以一旦出血就可能造成呼吸困难、血压下降等表现，如出血量较多可迅速出现昏迷，严重者可导致死亡。

28. 脑出血需要做哪些检查？

脑出血的诊断除了临床表现外，首选头颅 CT 检查。0.5 毫升以上的出血可通过 CT 检查发现。同时，头颅 CT 检查可显示血肿的部位、大小、形态，是否破入脑室，是否有脑组织移位，血肿周围是否有水肿带等。对病情恶化者，应进行 CT 动态观察，有时需多次复查 CT，以了解出血情况。

头颅磁共振检查可以发现 CT 检查不能发现的病灶，对脑干和小脑的极少量出血具有独特的诊断价值。同时，头颅磁共振检查有助于区别陈旧性脑出血和脑梗死，在发病 4～5 周后，当头颅 CT 不能辨认脑出血时，磁共振检查仍可明确分辨。

数字减影血管造影（DSA）主要用于明确脑出血的原因。对于既往没有高血压病史的年轻患者，可以考虑通过血管造影查明病因，预防复发。

脑出血患者的脑脊液一般呈均匀血性，压力增高。但脑出血时行脑脊液检查有诱发脑疝的可能，如临床诊断明确，可不做脑脊液检查，特别是怀疑小脑出血时，应禁止行脑脊液检查。

29. 什么是蛛网膜下腔出血？

蛛网膜下腔出血是由多种病因所致的脑底部或脑及脊髓

表面血管破裂的急性出血性脑血管病，血液直接流入蛛网膜下腔从而产生相应的临床症状。蛛网膜下腔出血可分为原发性和继发性两种类型：通常所说的蛛网膜下腔出血是指原发性蛛网膜下腔出血；如果是由于脑实质内的出血，血液穿破脑组织进入蛛网膜下腔，则称为继发性蛛网膜下腔出血。

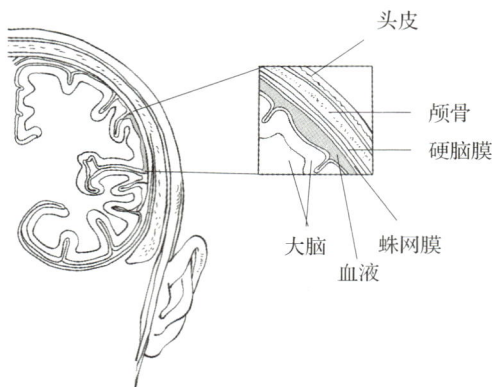

蛛网膜下腔出血示意图

30. 什么原因会引起蛛网膜下腔出血？

引起蛛网膜下腔出血的原因很多，其中先天性动脉瘤最为常见。先天性动脉瘤患者由于血管壁先天性发育异常，在动脉粥样硬化、血压增高和血流涡流冲击等因素的影响下，动脉壁弹性及强度逐渐减弱，管壁薄弱的部分逐渐向外膨胀突出，形成囊状动脉瘤并不断增大。典型的动脉瘤有的管壁菲薄如纸，因此，一旦血压升高就会破裂出血。可引起蛛网膜下腔出血的原因还有脑血管畸形、高血压、动脉硬化性动脉瘤和脑底异常血管网等。

31. 蛛网膜下腔出血的临床表现有什么特点？

蛛网膜下腔出血在任何年龄段均可发病，多见于 30 ～ 60 岁的人群，患者常有高血压、动脉硬化病史。在发病前多有明显的诱因，如剧烈运动、情绪激动、饮酒、咳嗽、用力排便等。约 1/3 的患者在发病前数日或数周有头痛、恶心、呕吐等症状，这种症状我们称之为"警告性渗漏"，表示动脉瘤在破裂之前已经有少量的血液渗漏出血管。另外，部分患者在动脉瘤未破裂前即出现动脉瘤压迫周围神经组织的症状，包括面瘫、眼球活动障碍、肢体瘫痪及感觉障碍等。

蛛网膜下腔出血一般起病突然，没有前驱症状，在用力或激动时突然发病，表现为剧烈头痛、恶心、呕吐，或有烦躁不安、谵语、幻觉等精神症状，部分患者可以出现四肢抽搐、昏迷等。其中头痛是蛛网膜下腔出血的主要症状，部分患者会出现劈裂样的剧烈头痛，难以忍受，头痛部位可在前额、后枕或是整个头部。头痛的最初部位对病变的部位有一定提示作用：颅底动脉环前部的动脉瘤破裂，可首先表现为同侧眼眶、额部的疼痛；颅底动脉环后部的动脉瘤破裂，则首先表现为后枕部头痛。同时，血液刺激脑膜可以导致颈部肌肉痉挛，使颈部活动受限，严重时可出现颈项强直（即患者去掉枕头平卧时，别人不能使患者抬头或进行其他颈部活动）。

蛛网膜下腔出血由于是大脑表面出血，所以通常不会出现脑组织的缺血、坏死，因而患者常常没有明显的肢体瘫痪、感觉障碍等症状，但部分患者可因出血刺激颅内血管而导致血管痉挛，从而产生相应的脑组织缺血症状。需要注意的是，部分老年患者在出现蛛网膜下腔出血后，因其对痛觉反应迟钝，头痛、呕吐等症状可能并不明显，而是主要表现为精神症状或意识障碍。

多数蛛网膜下腔出血患者病情好转后可不遗留后遗症，但同时伴有脑实质损伤的患者将残留不同程度的后遗症。20%～40%的患者容易发生再次出血，再出血的时间可以在第一次出血后的任何时间，以2～4周内最多。如果患者在病情好转的情况下突然出现头痛、恶心呕吐、意识障碍等表现，应警惕再出血的可能。

32. 蛛网膜下腔出血需要做哪些检查？

1）**血液检查**　如血常规、凝血功能、肝功能检查等，这有助于发现是否存在其他导致出血的原因。

2）**头颅CT**　头颅CT是诊断蛛网膜下腔出血的首选方法。头颅CT能够早期发现出血，并能显示出血量、血液分布。同时，通过头颅CT也能动态观察病情变化，了解有无再出血。

而通过增强 CT 检查还有可能发现大的动脉瘤和脑血管畸形。

3）头颅磁共振　磁共振的优点我们在前面已有介绍，这里不再赘述。但磁共振检查有可能诱发再出血，因此在蛛网膜下腔出血急性期一般不采用磁共振检查。

4）脑脊液检查　脑脊液检查是诊断蛛网膜下腔出血的重要依据。蛛网膜下腔出血时，脑脊液多为均匀一致的血性液体，伴有压力增高。但由于腰椎穿刺检查有可能诱发脑疝，因此，脑脊液检查只在没有条件进行头颅 CT 检查或头颅 CT 检查没有阳性发现但又高度怀疑是蛛网膜下腔出血时才用。

5）数字减影血管造影（DSA）　血管造影主要用于蛛网膜下腔出血的病因诊断，可以确定动脉瘤的位置，显示侧支循环、血管痉挛情况等。同时，通过血管造影还可发现引起蛛网膜下腔出血的其他原因，包括动静脉畸形、Moyamoya 病、血管性肿瘤等。

33. 中风急性期最常见的并发症有哪些？

中风急性期病情危重，易发生一些严重并发症，其中常见的有如下几种：

1）脑疝　脑疝易发生于出血性中风急性期和大面积脑梗死患者，是急性中风因脑水肿致颅内高压引起的最凶险的致命性并发症。中风发病第一周内致死的主要原因便是脑疝。对重症中风患者，特别是出血性中风急性期患者，应积极有效地控制脑水肿，防治脑疝。

2）**消化道出血**　脑出血后有 15% ~ 30% 的患者并发消化道出血。合并消化道出血的中风患者，其病死率明显高于没有消化道出血的患者。消化道出血多发生于中风后第一周内，也有在中风发病的同时即发生消化道出血者。临床表现以呕血或呕吐咖啡样胃内容物多见，也可见黑便。其原因是中风病灶影响了丘脑下部，发生应激性溃疡所致。

3）**呼吸道感染**　中风急性期患者多有昏迷、吞咽困难、咳嗽反射减弱或消失，口腔分泌物或呕吐物易误吸入气管及肺内，所以容易出现吸入性肺炎及呼吸道感染。据统计，约 5.6% 的中风患者合并肺炎，15% ~ 25% 的中风患者死于细菌性肺炎，中风合并肺炎使中风患者的病死率增加近3倍。

4）**癫痫**　急性脑血管病是老年人癫痫的主要原因之一。据调查，约 16.4% 的老年人癫痫是由脑血管病引起的。中风后癫痫的发生率为 5% ~ 15%。癫痫持续状态使患者病死率升高，生存者神经功能恢复缓慢。

5）**中枢性高热**　间脑病变可出现中枢性高热，患者体温高达 39℃ 以上，有的甚至高达 42℃。高热持续不退者，预后较差。

6）**褥疮**　中风患者多存在活动障碍、偏瘫及出汗多等，骨突部位和受压部位血液循环障碍，极易发生褥疮。

上述并发症直接影响着中风患者的预后，是临床抢救和治疗过程中的关键问题。

34. 何谓脑疝？中风引起的常见脑疝有几种？

脑疝是中风急性期最严重的致命性并发症，病死率非常高。人的整个颅腔被坚韧的由硬脑膜形成的大脑镰、小脑幕（也称天幕）分成 3 个既有裂孔相通又相互隔开的分腔。当颅内病变，如脑出血形成血肿及脑水肿，产生高颅压，颅内各分腔或颅腔与脊髓腔内压力不平衡时，压力高的分腔内的脑组织就会向压力低的分腔移位，在硬脑膜间隙或颅骨生理孔道处，脑组织发生嵌顿及受压，便形成了脑疝。

中风引起的脑疝，最常见的是小脑幕切迹疝和枕骨大孔疝。

1）小脑幕切迹疝 病灶侧（如脑出血形成大块血肿侧）颞叶沟回部分的脑组织被挤入小脑幕裂孔内，即形成小脑幕切迹疝。因被挤入的脑组织是颞叶海马沟回，所以也称颞叶海马沟回疝。

小脑幕切迹疝的临床表现：a.病灶侧瞳孔散大，对侧中枢性偏瘫。这是由于疝出的颞叶沟回压迫动眼神经，致使动眼神经麻痹；压迫同侧大脑脚，损伤了对侧的锥体束。b.进行性意识障碍，昏迷，生命中枢受损，呼吸、心率变慢等。如果不及时抢救，患者会因呼吸、循环功能衰竭很快死亡。

2）枕骨大孔疝 小脑出血或大脑半球出血，严重脑水肿，高颅压时，小脑扁桃体被挤入枕骨大孔并嵌顿，此即枕骨大孔疝。因为疝入的脑组织是小脑扁桃体，所以也称小脑扁桃体疝。

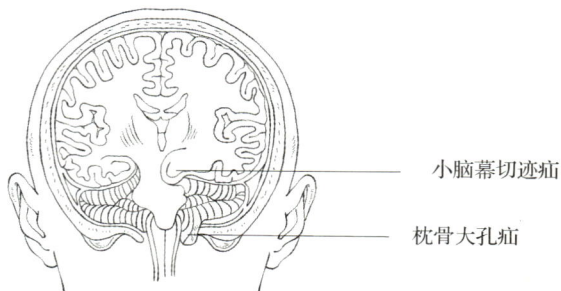

脑疝示意图

小脑幕切迹疝

枕骨大孔疝

枕骨大孔疝的临床表现：a.剧烈头痛，喷射性呕吐，烦躁不安；b.颈项强直，四肢瘫痪，双侧瞳孔散大；c.迅速进入深昏迷，患者因呼吸、心跳很快停止而死亡。

35. 脑出血在什么情况下容易并发消化道出血？

脑出血中丘脑、脑干出血常合并应激性溃疡和消化道出血，特别是严重、大量的脑出血，极易并发消化道出血。其发病原因可能与出血影响大脑边缘系统、丘脑、丘脑下部及下行自主神经，使肾上腺皮质激素和胃酸分泌大量增加、胃黏液分泌减少、黏膜屏障功能减弱等有关。

以下几类脑出血患者容易并发消化道出血：

1）脑出血昏迷者　脑出血合并消化道出血一般为应激性消化道溃疡所致。昏迷是脑出血病情危重的标志，说明脑出血量大。脑出血量越大，应激性溃疡越严重，越容易导致消化道出血。

2）丘脑下部及脑干受损者　下丘脑及脑干受损能引起促皮质激素释放因子分泌，使垂体释放促肾上腺皮质激素，导致肾上腺皮质激素分泌增加，引起胃酸分泌增加、胃溃疡及胃黏膜腐蚀等。

3）脑出血破入脑室者　脑出血破入脑室者多病情危重，而且脑出血破入脑室后，脑室内积血，压力急剧增高，影响下丘脑功能，因此易引起消化道出血。

脑出血并发消化道出血者，病情严重，需积极抢救，以改善预后。

36. 出血性中风患者为什么会发热？

绝大多数出血性中风患者都会出现发热的情况，但并不都是因为感染。

出血性中风患者常见的发热种类有：

① 吸收热：出血后，因红细胞破坏、吸收而引起的发热称吸收热。通常在病后 3 ~ 5 天出现，体温多在 37.5 ~ 38.5℃，一般持续 1 ~ 2 周，可自行缓解。

② 中枢热：脑出血后体温调节中枢受损引起的高热称中

枢热。脑出血发病 24 小时内即可出现中枢性高热，体温多在 39～40℃，有的甚至达 42℃，且持续不退，无汗。中枢热多见于脑室出血，或严重脑出血破入脑室，或脑干出血间脑受损。中风后出现中枢性高热者，预后较差。

③ 感染热：脑出血后合并其他感染引起的发热称为感染热。感染在出血性中风急性期多见，多为吸入性肺炎，泌尿系统感染也比较常见。感染热多见于昏迷患者，病后数日体温升高（38～39℃），心率快、呼吸快，如果是呼吸系统感染，会出现痰多、出汗，肺部可闻及湿啰音；如果是泌尿系统感染，则尿液检查可见白细胞增多及脓细胞等。

④ 脱水热：出血性中风患者因脑水肿、高颅压常应用大量脱水药物治疗，又因出血性中风患者存在吞咽困难，液体出量大于入量，若不能及时纠正体内缺水状态，患者大多因脱水而发热。

出血性中风患者出现发热时，应首先查明原因，针对病因及时进行相应的治疗。

37. 中风后为什么会继发癫痫？

癫痫是中风常见的并发症。据报道，急性脑血管病患者继发癫痫的总发生率为 6.89%，出血性中风继发癫痫以蛛网膜下腔出血和脑叶出血最为多见，缺血性中风继发癫痫以脑栓塞较为多见。

中风后 2 周之内出现癫痫发作者为早期发作，2 周之后出现癫痫发作者为晚期发作，以早期发作较为多见。

中风后继发癫痫发作的类型以单纯部分发作、全身大发作多见，也有复杂部分发作及癫痫持续状态。

中风后早期癫痫发作以出血性中风多见，主要是脑出血后血肿直接刺激大脑皮质运动区，引发大量神经元异常放电所致；缺血性中风因脑组织缺血、缺氧，导致细胞膜钠泵衰竭，钠离子大量进入神经细胞，使细胞膜的稳定性发生改变，出现过度极化放电而致癫痫发作；晚期发作是由于血红蛋白、铁、铁蛋白、神经元变性、胶质增生、中风囊（出血性中风血肿吸收后形成）等刺激大脑皮质引起神经元异常放电而致癫痫发作。

据报道，中风后继发癫痫发作的患者病死率为 13.23%，生存者神经功能恢复慢；没有继发癫痫发作的患者病死率为 3.81%，生存者神经功能恢复快。也就是说，有继发癫痫发作的中风患者比无继发癫痫发作的预后差。

（刘　　媚　　陈晓红）

中风的治疗

1. 为什么治疗中风要争分夺秒？

中风以高发病率、高病死率和高致残率严重危害着人们的健康。中风的预后与治疗是否及时有着密切的关系。以往，由于人们对中风的防治不够重视，导致发病后就医不及时，大多数患者失去了早期治疗的机会，这些患者即使经过治疗能够存活下来，其中也仅有 10% 能完全恢复正常功能，绝大多数会不同程度地留有偏瘫或生活难以自理，这不仅影响了患者的生活质量，还给患者的家庭增加了负担。之所以会出现上述情况，当然首先是由疾病的性质决定的，然而也与人们对中风的防治缺乏紧迫感有关。据统计，在我国，2001—2007 年，接受溶栓治疗的急性缺血性中风患者仅占 1% 左右。自 2009 年发布监管措施后，2010—2011 年溶栓率已超过 9%。

2009—2011 年，在 3.5 小时内入院的急性缺血性中风患者，溶栓率已达 78%。

脑组织的活动需要消耗氧和葡萄糖进行能量代谢，但与体内其他器官不同的是，脑组织却几乎没有这方面的储备。因此，如果出现全脑血流完全断绝的情况，在几分钟内，脑组织就会出现不可逆的坏死。在脑梗死这样的脑动脉闭塞的情况下，通常在梗死部位存在着侧支循环，所以，某个动脉的闭塞并不意味着其供血区域的血流完全中断。一般来说，缺血中心部位的血流完全中断会出现脑细胞不可逆的坏死，但在其周边部位，由于存在侧支循环，因此并未达到不可逆损害的程度，这部分细胞将来会死亡还是得到恢复尚未确定，即存在可挽救的组织，这些组织被称为"缺血半暗带"。如不及时治疗，缺血半暗带经过一定的时间也会达到不可逆损害的程度，如果治疗及时，这部分脑细胞将免于死亡，功能将得到恢复。

中风的治疗应当争分夺秒，以挽救更多的脑细胞，使患者的脑功能得到最大程度的恢复，拖延治疗时间将导致更多的脑细胞死亡和更高的致残率。研究表明，在 90 分钟内接受溶栓治疗的脑梗死患者比在 90～180 分钟接受治疗的患者明显得到更多的功能恢复。因此，中风被视为"急症中的急症"。

脑梗死的治疗必须争分夺秒，那么，脑出血的治疗也是如此吗？与脑梗死一样，脑出血也应强调早期治疗。临床研究发现，部分脑出血患者在发病几个小时内会持续出血，使血肿不断扩大，颅内压不断升高。而早期治疗，不仅可以降低颅内压，还可以阻止脑内出血的进一步加重，从而降低死亡率和致残率。

2. 中风救治的最佳"时间窗"是什么？

中风具有发病急、病情重、变化快的特点，可在短时间内造成神经功能缺损、神经细胞坏死，使病情加重，甚至危及生命。因此，要想减轻损伤，降低致残率和死亡率，就必须在发病后短时间内接受治疗。

中风治疗"时间窗"这一概念是在 20 世纪 90 年代提出来的，专家特别强调其与缺血性中风的预后息息相关。缺血性中风通常为局部而不是全脑的缺血，当局部脑组织持续缺血 1 小时以上时就会发生脑梗死。梗死首先发生于血流灌注的中心区，然后逐渐向外扩大，可形成缺血中心区和可逆性缺血损伤区两个区域。一般而言，缺血中心区范围小，但组织损伤极为严重，缺血发生不到 1 小时就会发展为不可逆脑损伤。在缺血中心区周边有一个较大的可逆性缺血损伤区，也就是我们前面提到的缺血半暗带。这一区域的脑组织虽然有不同程度的变性，但是仍有少量血液供应，因此损伤发展缓慢。假如能在 3 ~ 6 小时恢复供血，可使可逆性缺血损伤区的脑细胞变性减轻甚至消退，避免发生坏死。反之，如果这一区域持续缺血超过 6 小时或更长时间，可逆性损伤就会进展为不可逆损伤，区域内脑细胞会严重变性、坏死，从而使梗死灶扩大，神经损伤加重，预后变差。这宝贵的数小时即为治疗"时间窗"。因此，对于缺血性中风的治疗，必须牢固树立"时间窗"的概念。

目前比较公认的缺血性中风治疗"时间窗"为 3 ~ 6 小时，在此时间内给予溶栓治疗，可使血栓溶解或缩小，增加对梗死区域的血供，使缺血中心区缩小或不再扩大，同时可使缺血半暗带的神经细胞避免不可逆的损伤。患者在发病 2 小时内被送到医院，并迅速完成头颅 CT 检查等，这样经治疗后神经功能恢复的希望极大。

3. 为什么要关注短暂性脑缺血发作的治疗？

短暂性脑缺血发作（TIA）就是人们俗称的"小中风"，局部性、短暂性和反复发作性是其主要的临床特征。由于 TIA 发作持续时间短、不留后遗症，所以通常被认为是"良性"的。然而，随着医学科技的进步和临床研究的深入，人们发现 TIA 的复杂性和危害性远远超过了我们以往的认识。TIA 发作以后出现中风、心肌梗死或者其他血管事件的概率都明显增加。TIA 在发作后的 2 天内就有 5.3% 的患者出现中风；在发作后 3 个月内有 1/9 的患者发展为中风。据统计，在缺血性中风的患者中，有 1/3 ~ 2/3 的患者以往有 TIA 发作史。也就是说，TIA 发作以后，如果不进行适当的治疗而任其发展，患者很可能在数年内发生脑梗死，或 TIA 反复发作而造成脑功能障碍。因此，TIA 一经出现，便预示有发生中风的可能。从这种意义上讲，TIA 是预示缺血性中风将要发生的"警报"。因此，一旦发生 TIA，必须给予足够的重视，积极治疗，降低危险因素，减少缺血性中风的发生。

4. 短暂性脑缺血发作有哪些治疗方法？

TIA 是中风的高危因素，一旦发生，必须紧急处理，应住院观察和治疗，如此处理的目的是防止 TIA 发展为中风。

TIA 的治疗主要包括控制危险因素、药物治疗和手术治疗。

1）控制危险因素 TIA 的危险因素分为可干预因素和不可干预因素两种。年龄和性别是两个不可干预的危险因素，可干预的危险因素主要包括高血压、心脏病、糖尿病、血脂异常、吸烟、酗酒、颈动脉狭窄等。

对于危险因素的控制，专家们建议：

① 控制高血压。血压应控制在 140/90 毫米汞柱以下，但要遵循个体化的原则，对于老年人，血压不必降得太低，降得太低反而容易引起缺血性中风，一般要求老年人的血压控制在 160/90 毫米汞柱以下即可。

② 积极治疗心脏疾病，如冠心病、充血性心力衰竭、瓣膜性心脏病、房颤等。

③ 控制高血脂。可使用他汀类调脂药物，以减轻动脉硬

化的程度，并显著降低中风的发病率。治疗目标是低密度脂蛋白胆固醇（LDL–C）水平低于 2.6 毫摩尔 / 升。

④ 戒烟。吸烟可使脑血管病的发病率和死亡率都增加，因此，对吸烟者来说，应尽早戒烟。戒烟后数年，这种危险可显著降低。

⑤ 减少饮酒。少量饮酒可延缓动脉粥样硬化的发展，降低心脑血管病的死亡率，但大量饮酒可导致高血压及中风的发生。

⑥ 积极治疗糖尿病。糖尿病患者动脉粥样硬化的发生更早且更常见。

⑦ 进行适当的体力劳动和体育锻炼。一定的体力劳动和体育锻炼，对预防肥胖、调节血脂均有益。体育锻炼要循序渐进，不宜勉强做剧烈运动。对于老年人，我们提倡散步、做保健体操、打太极拳等。

2）药物治疗

① 抗血小板聚集治疗。对有中风危险因素的患者进行抗血小板聚集治疗能有效预防缺血性中风。TIA 患者尤其是反复发生 TIA 的患者使用抗血小板聚集药物，可减少微血栓的形成及 TIA 复发。最常用的抗血小板聚集药物是阿司匹林，此药最常见的副作用是胃肠道刺激和出血。氯吡格雷（商品名为波立维）也是目前较常用的抗血小板聚集药，其作用机制与阿司匹林不同，是一种诱导血小板聚集的抑制剂，此药副作用小，作用强于阿司匹林，但是价格较昂贵。目前，如果

没有禁忌症的话，推荐对于具有高中风风险的急性非心源性TIA患者应尽早给予氯吡格雷联合阿司匹林治疗21天，随后氯吡格雷单药治疗，总疗程90天。氯吡格雷或阿司匹林均可作为长期二级预防的一线用药。

②抗凝治疗。抗凝治疗不推荐作为TIA的常规治疗方法。但对短期内频繁发作、症状逐渐加重的TIA患者，尤其是椎基底动脉系统TIA患者，或经超声检查发现有颈动脉粥样硬化斑块或伴发房颤者，应尽早进行抗凝治疗。对于TIA患者经常规抗血小板聚集治疗后仍反复发作者，可考虑抗凝治疗。在急性期通常选用安全性比较高的低分子肝素，一般0.4~0.6毫升皮下注射，每12小时1次，连续使用7~10天。对于绝大多数TIA合并房颤者，应于发病14天内启动口服抗凝治疗，根据患者的危险因素、耐受性、肾功能情况及经济情况合理选择口服抗凝药物。

有房颤者，在应用低分子肝素期间可以重叠口服抗凝药物华法林，此后应长期服用（对无禁忌症和并发症者）。

③保护脑细胞治疗。缺血再灌注使钙离子大量内流引起细胞内钙超载，可加重脑组织损伤，此时可用钙通道阻滞剂治疗，扩张脑血管平滑肌，增加脑血流量。临床常用对脑血管有较高选择性的钙离子拮抗剂，如氟桂利嗪、尼莫地平等。

④中医中药治疗。一些活血化瘀的中药也具有抗血小板聚集的作用，如丹参、银杏叶制剂、灯盏花素等，可用于TIA的治疗。

3）**手术治疗**　目前，预防 TIA 的手术治疗方法主要包括颈动脉内膜剥脱术、颅外—颅内动脉搭桥术，以及颈动脉内支架植入术。颈动脉内膜动脉粥样硬化斑块破裂，斑块被血流冲刷入脑造成脑内血管栓塞是脑梗死的重要原因之一。手术的目的在于将动脉粥样斑块的血管内膜剥除，去除血栓来源。手术治疗对颈动脉狭窄达中至重度（狭窄＞70%）的 TIA 患者是有益的，但对颈动脉狭窄 ≤ 50% 的患者无效，此类患者建议应用抗血小板聚集治疗。

5. 缺血性中风急性期药物治疗的目的是什么？

缺血性中风急性期药物治疗的目的在于恢复缺血脑组织的供血、供氧，促进神经功能的恢复，其作用途径包括促使闭塞动脉再开通、缺血脑组织再灌注、缩小血栓或栓塞性闭塞造成的脑梗死范围、增强脑细胞对缺血的耐受性、防治并发症以及预防中风复发。

缺血性中风急性期的治疗，主要应侧重以下两个环节，即尽早改善和恢复缺血损伤脑组织的血液供应和保护脑组织免受代谢毒物的进一步损害。最根本的治疗措施是早期溶解血栓使闭塞的血管再通，在出现不可逆损害之前，给缺氧的脑组织及时供血，从而挽救缺血半暗带脑组织的功能。另外，在治疗中一定要考虑"时间窗"的问题。缺血性中风的治疗"时间窗"以发病后 1 ~ 3 小时为佳，原则上不应超过 6 小时。

6. 缺血性中风急性期的治疗药物有哪些？

缺血性中风急性期目前常用的药物主要有溶栓剂、抗凝剂、抗血小板剂、神经保护剂等。

1）溶栓剂 溶栓剂的作用在于溶解已形成的血栓，使闭塞的动脉再通，也可降低血浆纤维蛋白原进而降低血黏度，增加缺血区的血流量，但溶栓剂有引起出血性转变的风险。

溶栓剂是目前用于急性缺血性中风超早期的主要药物。但溶栓治疗有一定的风险，对某些缺血时间较长的区域，溶栓治疗后容易出现脑梗死后出血和严重脑水肿。因此，一定要严格掌握适应症和用药"时间窗"。溶栓治疗的时间是病后越早越好，最好在 3 小时内进行，最晚不超过 6 小时。

现有的溶栓药物都是通过人体内的纤溶系统起作用的。目前国内应用较多的是组织型纤溶酶原激活物（γt-PA）和尿激酶（UK）。组织型纤溶酶原激活物，局部溶栓作用强，全身纤溶作用小，并发症相对少，对静脉或动脉溶栓都适合，但价格比较昂贵。尿激酶是非选择性纤溶酶原激活剂，出血并发症较组织型纤溶酶原激活物多，更适合于动脉内给药。

2）抗凝剂 抗凝剂用于缺血性中风急性期的目的在于阻止血栓扩大，并减少后继的进行性神经损害，预防中风复发。常用药物为肝素和华法林。

肝素常用于进展性中风和复发性中风等，其抗凝主要是通过阻止凝血酶原变为凝血酶，对抗凝血酶促进纤维蛋白原变为纤维蛋白的作用，阻止血小板聚集和破坏，但对已形成的血栓没有直接治疗作用，所以十分强调早期使用。应用肝素的主要问题是引起出血的并发症。应用低分子肝素可有效减少出血的发生。低分子肝素是肝素的降解产物，有更强的抗血栓作用及低出血风险，低分子肝素在早期使用较小剂量可减少颅内出血的发生。

华法林一般不作为常规的抗凝剂用于急性缺血性中风患者，但对于有房颤者应长期使用华法林抗凝治疗，用药期间需监测国际标准化比值（INR），使其控制在 2.0 ~ 3.0。

3）**抗血小板剂** 抗血小板治疗是急性缺血性中风的重要治疗方法之一，是防止血栓形成和进展的重要措施。抗血小板药物是缺血性中风预防和治疗的众多药物中研究最充分、证据最多的一类药物，主要包括血栓素 A 抑制剂（阿司匹林）、AD 受体拮抗剂（氯吡格雷）、磷酸二酯酶抑制剂（双嘧达莫）等。其中，对阿司匹林的研究最早，证据最充分，也最成熟。阿司匹林作为预防和治疗缺血性中风的主要抗血小板药物已沿用 30 多年，并已证实缺血性中风早期抗血小板治疗可降低缺血性中风再发的风险，降低病死率，提高生存率。阿司匹林是唯一经过循证医学证明用于急性缺血性中风治疗有效的抗血小板药物，并且在 2007 年美国《成人缺血性中风早期处理指南》中再次得到 I 级推荐。缺血性中风或短暂性脑缺血发作（TIA）后应尽早启动抗血小板治疗。对急性非心源性轻型缺血性中风，发病 24 小时内可启用阿司匹林及氯吡格雷双抗治疗，但对溶栓治疗的患者，考虑到安全性，应在溶栓 24 小时后再使用阿司匹林。阿司匹林常用剂量为 50 ～ 300 毫克 / 天，增加剂量并不能增强疗效，却会增加出血的风险。阿司匹林使用的禁忌症包括过敏和活动性胃肠道出血。

对阿司匹林有禁忌的患者可考虑使用氯吡格雷（商品名为波立维），一般起始剂量为 75 毫克 / 天。氯吡格雷治疗需 5 天才能达到最大抗血小板作用，这限制了氯吡格雷在缺血性中风急性期的使用。

4）神经保护剂 神经保护剂在分子水平上起作用，旨在通过药物阻断缺氧后细胞坏死，延长细胞生存能力，也可用于高危患者的预防，促进后期神经功能的恢复，以达到治疗的目的。

目前常用的神经保护剂是钙通道拮抗剂，它能阻止细胞内钙超载，解除血管痉挛，增加血流量，改善微循环。常用的药物有盐酸氟桂利嗪类及尼莫地平。此外，胞磷胆碱具有稳定细胞膜的作用，也可起到保护神经的作用。

5）他汀类药物 他汀类药物在临床应用中已经得到广泛认可，大量基础与临床研究已经证实他汀类药物在预防中风和治疗急性中风中有着重要意义。

2007 年发表的《他汀类药物预防缺血性中风 / TIA 专家建议》指出：

① 对于缺血性中风或 TIA 患者，应尽快完善血脂检查，基线低密度脂蛋白胆固醇（LDL-C）＞ 2.6 毫摩尔 / 升者，建议采用他汀类药物治疗，将 LDL-C 降至 2.6 毫摩尔 / 升以下，并定期监测血脂水平。对于有颅内外大动脉粥样硬化性易损斑块或动脉源性栓塞证据的缺血性中风或 TIA 患者，应视为极高危 1 类人群，无论是否伴有胆固醇浓度升高，都推荐尽早启动强化他汀类药物治疗，建议目标 LDL-C ≤ 2.1 毫摩尔 / 升或使 LDL-C 下降幅度＞ 40%。

② 对于缺血性中风或 TIA 患者伴有糖尿病、冠心病、代谢综合征、持续吸烟任一危险因素的，应视为极高危 2 类人群，LDL-C ＞ 2.1 毫摩尔 / 升时同样应启动强化他汀类药物治疗，目标同前。

2015 年美国心脏学会 / 美国中风协会发布的中风预防指南指出，对于有明确动脉粥样硬化病因以及伴或不伴其他动脉粥样硬化性心血管病但 LDL-C ≥ 2.6 毫摩尔 / 升的缺血性中风患者，推荐强化他汀类药物治疗。

应当指出的是，由于不同患者血脂基线水平不同，因此，从治疗的效果及安全性角度考虑，有必要进行个性化治疗，即不同水平血脂给予不同剂量的他汀类药物治疗，以在保证有效性的同时减少药物不良反应。

临床常用的他汀类药物包括阿托伐他汀、辛伐他汀、普伐他汀和氟伐他汀等。上述药物，相同剂量下，其降低 LDL-C 的作用依次递减。

7. 哪些患者应当考虑溶栓治疗？

虽然溶栓是急性缺血性中风早期的最有效治疗方式，但其最大的不良反应为出血，因此，在应用溶栓药物之前一定要严格掌握其适应症和禁忌症。

那么，哪些患者应考虑溶栓治疗呢？

溶栓治疗一般可用于以下情况：

① 年龄在 18 岁以上、80 岁以下者；

② 临床诊断为急性缺血性中风；

③ 症状持续超过 1 小时，起病在 3 ~ 6 小时内，治疗前症状没有明显改善；

④ 患者或家属知情同意；

⑤ CT 等影像学检查已排除颅内出血。

注意，当患者出现以下情况时，不能使用溶栓治疗：

① CT 证实颅内出血；

② 体检发现活动性出血或外伤（如骨折）的证据；

③ 神经功能障碍非常轻微或迅速改善；

④ 头颅 CT 显示低密度区域 > 1/3 大脑中动脉分布区；

⑤ 中风起病中有明确的癫痫发作；

⑥ 临床高度怀疑蛛网膜下腔出血；

⑦ 伴发脑动脉瘤或动静脉畸形；

⑧ 怀疑细菌性脑栓塞；

⑨ 既往有脑出血、蛛网膜下腔出血及脑肿瘤病史；

⑩ 近 3 个月有脑外伤、中风及妊娠、分娩史；

⑪ 2 周内有大的外科手术史、动脉穿刺及腰穿史；

⑫ 近 3 周内有消化性溃疡、胃肠道或泌尿系统出血史；

⑬ 有遗传性、获得性出血体质，口服抗凝剂且国际标准化比值（INR）> 1.7；

⑭ 既往 48 小时内接受过肝素治疗；

⑮ 血小板计数 ≤ 100×10^9/ 升；

⑯ 血糖 ≤ 2.7 毫摩尔 / 升或血糖 > 22.2 毫摩尔 / 升；

⑰ 收缩压 > 180 毫米汞柱，或舒张压 > 110 毫米汞柱，或经过积极治疗血压仍未降至 180/110 毫米汞柱以下。

8. 缺血性中风有哪些溶栓治疗方法？

目前比较常用的溶栓治疗方法主要有静脉溶栓与动脉溶栓两种。静脉溶栓可在各级医院及时应用，是临床上应用最多的一种溶栓治疗方法。动脉溶栓适用于大脑中动脉闭塞持续时间小于 6 小时的患者，要求在有丰富治疗经验、可以迅速进行脑血管造影术（DSA）和介入治疗的医院进行。

动脉内给药是在患者大腿根部的股动脉处插一根导管，在 X 线下做脑血管造影，看看是否有脑血管堵塞及堵塞所在的部位。如发现有血管堵塞，则将更细的导管送到血栓所在的部位，再将溶栓药物经过导管注入。

动脉内给药的优点：使用较小剂量的药物即可在局部形成较高的浓度，有利于促进血管再通；另外，由于药物剂量较小，所以全身不良反应也较小。

动脉内给药常用的药物为溶栓药、抗凝药和抗血小板药。

动脉内溶栓介入治疗急性脑梗死是一种安全有效的方法，但必须在具有一定设备的大医院进行。

静脉内溶栓简便易行，不需要复杂的设备，通过静脉滴注使药物通过血液循环作用于血栓。静脉内溶栓对小血管闭塞的治疗效果较好，但对大血管闭塞再通率较低。静脉溶栓治疗应掌握用药剂量，剂量过大容易引起出血等并发症，剂量过小则治疗效果不理想。

9. 缺血性中风溶栓治疗有几种结果？

一般来说，溶栓治疗可能有以下几种结果：

1）**溶栓成功**　血栓溶解，血管再通，缺血部位重新得到血液供应，患者功能部分或全部恢复。

2）**溶栓失败**　血栓未被溶解，血管不能再通，或者血管再通后又重新出现闭塞。

3）**出血**　这是一种比较严重的后果，通常是未严格掌握适应症或药物剂量过大所致。在疾病早期充分评估出血的风险和采取相应的措施，能减少出血的发生。

10. 影响缺血性中风预后的因素有哪些?

影响缺血性中风预后的因素有很多,对中风预后的相关影响因素进行科学、合理的干预,可以有效降低中风的病死率、致残率。

下面介绍一下影响缺血性中风预后的一些因素。

1)**年龄** 年龄是影响中风预后的重要因素之一。研究发现,年龄越大患严重中风的危险性越高,预后往往不佳,且病死率和伤残率较高。其原因可能是随着年龄的增加,机体功能退化,更容易发生各种并发症,从而影响预后。

2)**营养不良** 营养不良与中风的预后也直接相关。营养不良的患者往往容易合并肺部感染、胃肠应激性溃疡出血等相关疾病,从而导致预后不良。国外有学者研究发现,发病后营养不良与中风后 6 个月病死率和残疾率高明显相关。

3)**院外延误时间** 这是急性缺血性中风临床预后的独立影响因素,对神经功能恢复及日常生活功能恢复均有显著影响。"时间就是大脑",研究证实,院外延误时间越长,治疗效果越差。减少院外延误,有利于改善急性缺血性中风的预后。

4)**伴随的基础疾病** 中风患者往往伴随其他系统的一些基础疾病、如高血压、糖尿病、房颤等。这些疾病相互影响,通过各种途径共同影响中风患者的预后。众所周知,房颤是中风的危险因素之一，它同样也影响着中风患者的临床预后。伴有房颤的中风患者 1 年内再发中风率明显高于无房颤的患者，并且房颤患者的预后也明显比无房颤患者差。而高血糖可以使脑细胞的能量代谢受损，加重神经功能的缺损，使中风患者的并发症发生率和病死率都显著升高。

5）**中风的严重程度**　中风的严重程度与病灶大小、部位和有无脑水肿等因素相关。一般来说，中风的严重程度能预测中风后的功能恢复情况。病变范围过大，出现脑水肿，脑细胞功能受损严重，往往预后不良。

6）**中风后并发症**　中风患者往往合并一些并发症，常见的包括肺部感染、泌尿系统感染、应激性溃疡、褥疮、消化道出血、深静脉血栓和肺栓塞。内科并发症是影响中风患者预后的重要因素。内科并发症不但影响急性中风患者的功能恢复，而且会增加其病死率。积极预防和治疗中风后的各种内科并发症，不仅能降低中风的病死率，还有利于存活者神经功能的改善。

11. 出血性中风急性期的药物治疗手段有哪些？

脑出血的急性期是指发病的前 3 ~ 4 周。在急性期，如果给予及时、合理、规范的治疗，可降低死亡率。脑出血急性期治疗的基本原则是控制颅内压升高、减轻脑水肿、控制血压、预防和治疗各种并发症、防止再出血和减轻血肿所造成的继发性损害，促进神经功能的恢复。

1）控制颅内压升高，减轻脑水肿 颅内压升高是脑出血患者死亡的主要原因。脑出血最致命的病理生理变化是脑水肿引起颅内压升高，颅内压升高会最终导致脑疝，危及患者生命。因此，消除脑水肿、降低颅内压是急性出血性中风治疗的当务之急。

药物治疗的首要目标是减轻脑水肿和降低颅内压，以防止和纠正脑疝的形成。目前认为，将颅内压控制在 20 毫米汞柱以下，并使脑灌注压维持在 70 毫米汞柱以上最为理想。

降低颅内压可以从简单的措施开始，如抬高床头，床头抬高 30° 可增加颈静脉回流而降低颅内压。但对于脑出血患者来说，更重要的方法是使用脱水药物。

下面介绍一下临床上常用的脱水、降颅内压药物。

① 甘露醇：甘露醇是目前临床上最常用的高渗性降颅内压药物。甘露醇能使液体从水肿或非水肿脑组织中渗透到血管中，从而降低颅内压。甘露醇的优点是起效快，缺点是容易造成肾功能损害。所以，甘露醇的用量不宜过大，使用时间不宜过长，并且在使用过程中应注意监测尿量、肾功能及电解质情况。

② 甘油果糖：甘油果糖也是临床上常用的脱水剂。它具有增加脑血流、改善脑代谢和减轻脑水肿的作用。与甘露醇相比，其降颅内压的作用温和而持久，没有反跳现象，而且对肾功能的影响较小，所以比较适合肾功能不全的患者。但是，

甘油果糖的降颅内压作用比甘露醇弱。

③ 白蛋白：白蛋白主要用于两次输注甘露醇期间的辅助治疗，可协同甘露醇起到降颅内压的作用。白蛋白一般没有副作用，但价格较昂贵。

④ 呋塞米（速尿）：呋塞米是临床上最常用的一种利尿剂，对脑出血患者主要用于协助高渗性脱水剂的降颅内压作用。在心功能不全或肾功能不全的患者中应用呋塞米可减轻心脏负荷，促进有害物质排出，还可减少甘露醇的用量，减轻甘露醇对肾脏的损害。一般建议与甘露醇交替使用，不良反应为易引起电解质紊乱。

2）控制血压　脑出血患者多伴有血压升高。脑出血急性期血压升高的主要原因是颅内压升高，所以，控制血压应以脱水降颅内压为首选，同时适当调整血压。适当调整血压可减轻脑水肿，并减少再出血的风险。但急性脑出血患者血压不宜降得太快、太低。血压降得太快，会使本来已受损而有限的血管调节作用不能发挥；降得太低，会使病灶区的血液供应更趋减少而使病情恶化。应综合管理患者的血压，分析血压升高的原因，再根据血压的情况决定是否进行降压治疗。收缩压＞220毫米汞柱，应积极使用静脉降压药降低血压；收缩压＞180毫米汞柱，可使用静脉降压药控制血压。要根据患者的临床表现调整降压速度。160/90毫米汞柱可作为参考的降压目标值。早期积极降压是安全的，但在降压治疗期间应严密监测血压水平。对于动脉瘤导致的蛛网膜下腔出血，在处理动脉瘤前，可将收缩压控制在 140 ～ 160 毫米汞柱，处理动脉瘤后，应参考患者的基础血压，避免低血压造成脑出血。

3）**防治各种并发症** 急性脑出血患者有一部分单纯死于出血，另一部分则死于各种并发症。因此，提高对并发症的认识，并进行积极、有效的治疗，也是提高治愈率、降低死亡率的关键。

脑出血后的常见并发症有感染、中枢性发热、电解质紊乱和上消化道出血等。

① 感染：肺部感染和尿路感染是脑出血患者最常见的并发症，也是患者的主要死亡原因。在脑出血的急性期，预防感染相当重要。要加强口腔护理，及时翻身拍背和吸痰，保持呼吸道通畅；留置导尿时应做膀胱冲洗，并定期更换导尿管；对昏迷患者应酌情使用抗生素预防感染。感染一旦发生，应尽可能根据药敏试验结果来选用针对性强的抗生素。对于抗生素使用时间较长的患者应注意二重感染的可能。

② 中枢热：可给予物理降温，局部亚低温能使脑出血所致的脑水肿区域的脑组织含水量减少，防止脑水肿的发展，有明显的脑保护、治疗作用。临床上通常使用冰帽来降温。

③ 水、电解质紊乱：脑出血患者由于呕吐、昏迷、不能进食，或使用脱水剂，体液大量丢失，易引起水、电解质紊乱。因此，对不能经口进食的患者，应积极鼻饲，记录 24 小时出

入量，并适当补充钠和钾。

④ 上消化道出血：上消化道出血也是脑出血严重的并发症。应激性上消化道出血的出现预示着病情严重，有应激性上消化道出血的患者死亡率可达 50% ~ 90%。因此，对急性脑出血患者，应常规给予制酸剂治疗，以预防消化道出血的发生。已经出现上消化道出血的，应积极给予质子泵抑制剂或 H_2 受体阻滞剂等进行制酸、止血治疗。

4）**止血和再出血的防治**　一般认为，止血药对脑出血无效，而且会增加血栓栓塞的风险，所以不推荐常规应用，但蛛网膜下腔出血或由于凝血功能障碍导致的脑实质出血，止血药的应用可能有一定的帮助。研究发现，在蛛网膜下腔出血的急性期有纤溶系统的亢进，所以主张早期应用止血药。常用药物为氨甲苯酸（止血芳酸）。但长时间使用抗纤溶药（＞ 72 小时），可能增加血栓栓塞事件的发生。

12. 出血性中风什么情况下应考虑手术治疗？

急性脑出血患者除内科治疗外，还可进行手术治疗。脑出血手术治疗的目的在于清除脑内血肿，降低颅内压，减轻血肿周围脑组织的受压，改善脑血液循环，减轻继发性脑水肿，改善脑细胞的供血、供氧，使受压的神经元有恢复功能的可能性，从而降低病死率和致残率。但是，并不是所有的急性脑出血患者都能进行手术治疗，通常医生会根据以下情况来判断患者是否需要进行手术治疗：

1）**出血量** 通常，大脑半球出血量＞30毫升，小脑出血量＞10毫升时，可考虑手术治疗。

2）**出血部位** 大脑表浅部位的出血优先考虑手术治疗，如皮质下、壳核及小脑出血。急性脑干出血手术治疗的效果多不理想，一般不主张手术治疗。

3）**病情的演变** 出血后病情进展迅猛，短时间内即陷入深昏迷或出现脑疝者，多不考虑手术治疗。

4）**意识障碍的程度** 意识清醒者多不考虑手术治疗；有明显意识障碍、脑疝尚不明显时，外科治疗的效果优于内科治疗；有深昏迷、双侧瞳孔散大、生命体征近乎消失者，内外科治疗效果均不理想。

脑出血后的意识状态临床上分为5级：

Ⅰ级：清醒，伴不同程度偏瘫和（或）失语；

Ⅱ级：嗜睡，伴不同程度偏瘫和（或）失语；

Ⅲ级：浅昏迷，伴偏瘫，但双侧瞳孔等大；

Ⅳ级：昏迷，伴偏瘫，双侧瞳孔等大或不等大；

Ⅴ级：深昏迷，去脑强直或四肢软瘫，瞳孔散大。

Ⅰ级患者一般不需手术治疗。Ⅴ级患者由于已处晚期，手术很难奏效，所以一般不考虑手术治疗。Ⅲ级患者最适合手术治疗。Ⅱ、Ⅳ级患者中大多数也适宜手术，但Ⅱ级患者如果出血量不大，也可以先采用内科疗法治疗，根据病情变化再定；Ⅳ级患者如果存在高龄、病情进展快、脑疝时间长等情况，估计预后欠佳，也很少考虑手术治疗。

对于需要进行手术治疗的急性脑出血患者来说，手术的时机应该怎样选择呢？最新的研究结果表明，脑出血可呈动态发展，约30%的初发血肿在发生后的数小时内可继续增大，这与患者病情恶化密切相关。因此，脑出血急诊处理应最先着眼于阻止血肿的扩大，避免病情进一步恶化。动物实验表明，血肿形成 7～8 小时后，脑组织的改变（如脑水肿等）可导致严重的继发性损伤，而血肿的早期清除可解除因血肿压迫导致的脑病，有利于改善局部的血循环，使脑组织的继发性损害降至最低程度，并减少术后并发症。因此，对于急性脑出血患者，主张在发病早期给予手术治疗。目前比较公认的手术时机为发病后 7～24 小时。

13. 中风急性期护理需要注意些什么？

中风急性期病情变化较大，特别是发病的最初几天，患者多半有意识障碍、言语障碍、肢体活动障碍、大小便失禁等症状。急性期的治疗效果，除了与治疗是否及时、合理有关外，在很大程度上取决于护理工作的质量。护理工作是抢救中风患者过程中不可缺少的一部分。治疗及时、合理，护理得当，既可以取得良好的效果，提高患者的生活质量，又可以减少患者的住院费用，预防院内交叉感染等问题。如果治疗、护理不当，则会造成许多并发症，如褥疮、肌萎缩、尿路感染等，甚至会危及患者的生命。正确、得当的急性期护理是挽救患者生命、减少并发症和预防复发的关键。

发现患者中风后，家人必须冷静，记录发病时间，立即拨打急救电话，及时把患者送到附近有条件的医院进行抢救。在搬动患者时，要尽量减少其头部的震动，因为震动头部会加重脑出血，还容易引起血压波动，加重病情，因此，最好使用担架。行车时，要由一人把住患者的头部和上半身，保持其身体平稳，减少颠簸。如果患者呕吐，要注意将其头部歪向一侧，以便于呕吐物顺利流出，避免将呕吐物误吸入气管造成窒息。

中风患者在急性期多有"五不会"，即翻身、咳痰、说话、进食、大小便均不能自主。因此，护理工作持续时间长，内容繁杂，需要耐心和细致。

中风患者的急性期护理应从以下几个方面着手：

1）基本护理 中风患者急性期应卧床，限制活动，尤其是出血性中风患者，发病1周内要绝对卧床休息，尽量减少不必要的搬动，以减少脑的耗氧量，减轻脑水肿，保护脑细胞。要尽量减少探视，过多的探视容易加重患者的情绪变化，使其不能静心休养，会进一步增加脑部缺血、缺氧，加重病情。病房内应肃静、整洁，保持空气新鲜、流通，避免阳光直射和对流风刺激。如果患者烦躁不安，应选择安静、避光的房间，以减少刺激，并在床边加上护栏以防其坠地碰伤。对于昏迷患者，可在其头部放置冰袋以降低脑代谢，减少耗氧量。

可适当抬高患者头部，但不宜过高（一般 15° ~ 30° 即可），这有助于改善脑水肿，并可防止舌根后坠。患者的衣服应清洁、宽舒，以便于抢救和护理。

2）**饮食护理**　中风患者的饮食护理也相当重要。对于意识清楚、吞咽功能正常的患者，可鼓励其进食。但一般急性期患者消化功能很弱，所以饮食宜清淡，要选择易消化的食物，如粥、面条等。要注重营养的摄入，适当给予高蛋白（鱼、蛋等）、高维生素、粗纤维饮食。当然，饮食要做到合理搭配，防止营养过剩或不足。中风患者还应多吃些蔬菜、水果，以促进胃肠蠕动，防止便秘。同时，一定要注意饮食卫生，防止暴饮暴食，避免饮食不当造成腹泻。对于意识障碍和吞咽困难的患者，如果起病 24 小时后症状未见好转，应留置胃管，从胃管内给予清淡、营养丰富、低脂、高蛋白、富含维生素的流质饮食。

3）**保持大小便通畅**　中风患者常有尿失禁或排尿障碍，对此类患者可留置导尿管，但应尽量缩短导尿时间，以防尿路感染。对于那些可能需要长期留置导尿管的患者，应每天对导尿管进行消毒，并定期更换导尿管。中风患者由于卧床时间长、活动少、进食少、肠蠕动差，加上神经系统反射迟钝等，常常存在便秘的情况。为了让急性期患者保持大便通畅，可让其多吃蔬菜、水果，多喝水，必要时可适当应用轻泻剂，家人可每天帮助其按摩腹部，并使之养成定时排便的习惯。如果患者大便干结，可使用开塞露或肥皂栓塞肛，以软化大便，必要时可用手指挖出患者肛门内的粪块，以免患者用力解大便引起颅内压增高而再次发生脑出血。使用缓泻剂要严密观察患者的大便次数、性状，以及有无腹泻发生。

4）**心理护理**　中风患者生活往往不能自理，有的还存在大小便失禁，因此会产生自卑、悲观失望等心理反应。加上患者卧病在床，被冷落的心理油然而生，家属及医护人员应倍加关心、体贴患者，生活上照顾，精神上支持。心理疏导对于中风患者至关重要。很多急性期患者不能马上接受现实，情绪低落或极度烦躁，护理人员及家属应耐心向其解释病情，经常与患者谈心，帮助患者正确对待疾病，使其逐步树立起战胜疾病的信心。

5）**呼吸道护理**　呼吸道护理是中风急性期护理的一项重要内容。呼吸道护理不仅可以保持呼吸道通畅，还可以预防肺部感染。中风急性期患者大多伴有呼吸道防御功能减弱，神经反应迟钝，以致咽部肌群完全或不完全麻痹，使口腔分泌物滞留、痰液增多，引起肺部感染。对于这类患者，如果病情许可，可将床头抬高15°～30°，清除其口腔内的分泌物、呕吐物，并将患者的头偏向一侧，以防误吸呕吐物引起窒息。有张口困难及抽搐者应放开口器，以利于口腔及咽部分泌物吸出。做好口腔护理，每天用生理盐水清洗口腔1～2次。对于有假牙的患者，应将假牙取出。如果呼吸道内痰液较多，可每2～3小时翻身拍背一次，并适当给予祛痰药，协助患者排痰，避免产生坠积性肺炎。痰液黏稠时给予雾化吸入，以稀释痰液。痰液位置较深而无力咳出时，可以用吸痰管刺激咽喉，引发咳嗽反射。

对昏迷时间较长、呼吸道不畅及痰液难以吸出的患者要适时做气管切开，并做好以下护理工作：

① 随时观察有无出血、皮下气肿等意外情况。

② 注意呼吸情况及内套管是否通畅，定时吸痰。

③ 吸痰时严格执行无菌操作。准备两套吸痰管，一套用于吸气管内的分泌物，一套用于吸口腔、鼻咽腔内的分泌物，两者不能混用。

④ 气管套管要定时消毒、更换。

⑤ 吸痰动作要轻柔，吸痰管在气管内移动要慢，遇到痰多时稍停留一下，吸净后拔除吸痰管。避免用"拉锯式"的方法吸痰，以防损伤气管黏膜，引起出血。

6）褥疮的预防　中风患者在急性期最容易发生褥疮。褥疮好发于身体受压部位，最多见于骶部、足跟部、肩部、肘部。褥疮发生的先兆是受压部位皮肤变色、发红，继而破溃流液。家属和护理人员每天都要检查患者受压部位的皮肤是否有变色、发红等异常现象。如果皮肤已经变色、发红而任其发展，便会导致组织腐烂。褥疮不仅使患者饱受皮肉之苦，还是危险的感染源，许多中风患者出现发热、败血症等，都是褥疮惹的祸。

只要护理得当，褥疮是可以预防的。具体措施如下：

① 保持患者个人卫生，床铺保持清洁、平整、干燥、柔软。床单、被褥弄脏后，要及时更换。经常帮患者清洗皮肤，会

阴部每天清洗一次，大小便后随时清洗。

②勤翻身。每 2 ~ 3 小时为患者翻身一次。翻身时动作要轻，避免推、拉、拖等动作，以防揉破皮肤。翻身时要仔细观察受压部位有无将要发生褥疮的迹象。

③便器表面要光滑。患者腰骶部骨骼受压处需垫上气圈。

④定时按摩，特别是骨突部位。对于神志不清的患者，要随时检查衣服、被单是否干燥和平整。当受压皮肤发红时，应按摩揉擦，或外用红花油，以改善血液循环。

14. 中风急性期病情变化需要观察哪些方面？

中风急性期，患者的病情有时变化得非常快，因此，必须严密观察患者的各种生命体征，以便及时发现异常情况，及时处理。

一般来说，在中风急性期需要观察以下几个方面的情况：

1）**瞳孔和眼球活动的变化**　脑出血或脑疝时，动眼神经受压，可使瞳孔的大小、形态、对光反射发生改变（见下表）。

不同部位脑出血和脑疝时的瞳孔和眼球变化特点

分类	瞳孔和眼球变化
桥脑出血	双侧瞳孔极度缩小，眼球固定
丘脑出血	两眼球向下方或内下方注视，也可出现病灶对侧或同侧凝视麻痹，双侧瞳孔缩小，对光反射迟钝或消失

分类	瞳孔和眼球变化
内囊出血	常有头和眼转向出血病灶侧，呈"凝视病灶症"和"三偏症"，即偏瘫、偏身感觉障碍和偏盲
小脑出血	可出现眼球震颤或瞳孔缩小，双侧眼球向病变对侧同向凝视
小脑幕裂孔疝早期	病灶侧一过性瞳孔缩小、对光反射迟钝。如病情加重，瞳孔散大，对光反射消失

　　如果有脑疝发生，瞳孔的变化一般是最早、最快的。因此，必须认真观察瞳孔及眼球活动的变化，为抢救争取时间。

　　2）**意识的变化**　中风患者都有不同程度的意识改变。意识变化是判断预后的一个重要指标。在中风急性期，观察意识的变化是很重要的。患者由神志清醒突然变为昏迷，说明病情加重，提示可能有脑疝发生。

　　3）**血压的变化**　中风急性期多伴有高血压，血压越高越会加重脑出血，而且会增加脑疝发生的可能性。必须及时观察血压的变化情况（当然也不可忽视低血压），一般每2小时监测一次，病情危重时每15分钟监测一次。

　　4）**呼吸的变化**　脑组织缺氧、脑水肿会使呼吸发生改变，病情危重时常常出现潮式呼吸（呼吸由浅慢逐渐加快加深，达到高潮后，又逐渐变浅变慢，暂停数秒之后，又出现上述状态的呼吸，如此周而复始，呼吸呈潮水涨落样。潮式呼吸的周期可长达30秒到2分钟，暂停期可持续5～30秒，需要较长时间才可观察到这种周期性呼吸）、叹气样呼吸（表现为一段正常呼吸节律中插入一次深大呼吸，并常伴有叹息声）等，甚至呼吸骤停。尤其应注意脑干出血压迫延髓导致的呼吸骤停。

5）**体温的变化**　体温升高多提示感染或中枢热。丘脑下部是体温调节中枢，当丘脑大量出血时往往出现中枢性高热。如果患者出现中枢性高热，则预后差。

6）**血糖的变化**　尤其是昏迷患者或不能正常进食者，要注意监测血糖，避免低血糖或高血糖。

7）**有无深静脉血栓或肺栓塞**　长期卧床，存在意识或活动障碍及凝血功能障碍，以及使用止血药物等，这些因素都易导致患者出现栓塞事件。

（刘　媚　陈晓红）

中风的家庭康复

1. 中风患者出院前需要做哪些准备？

出院对于中风患者来说，意味着病情相对稳定，但绝不是治疗的结束。出院前的准备工作并不都是由医护人员和家人来完成的，有很大一部分工作必须由患者自己来完成，尤其是心理状态的调整。

首先，对患者而言，在离开医院前需要积极与医生沟通，了解自己目前的病情、治疗方案、出院后的康复计划、经过积极的康复治疗后机体可能的恢复程度以及在康复过程中可能遇到的困难。

其次，患者要学会坦然面对疾病的后遗症。逃避不是办法，要学会接受现实，并通过努力来改变这一切。

对肢体残疾、语言障碍、病情复发以及今后工作、生活能力的担忧会使患者产生各种心理障碍。随着在医院内的治疗和康复的进行，患者往往已经从疾病开始时的震惊阶段、否定阶段，过渡到愤怒或抑郁反应阶段。性格内向的患者，心情抑郁表现突出，对疾病治疗以及生活失去信心，对问题的承受力下降，常常抱怨自己，感到自己给家庭和他人带来了不幸，成了大家的累赘，容易产生悲观厌世的情绪。而性格外向的患者常常责怪他人，责怪家人对他照顾不周，责怪医护人员对其诊治不用心，这样的患者往往对躯体的微小变化都非常敏感，容易冲动，常因小事而大发雷霆，肆意挑剔寻衅。患者如能意识到自己的心理变化，则要有意做出心理调整。

最后，患者必须了解，离开医院就意味着自己已经逐渐摆脱患者的角色，应该逐步走向正常生活，再强调自身的患者角色，并不利于康复。在生活上，能自己做的事情尽量自己做，不要过度依赖家人和医护人员。对患者来说，康复治疗并不仅仅是治疗身体上的疾患，它最终的目的是让患者能恢复正常的生活。所以，只有积极进入新的生活状态，才说明患者的康复是成功的。

2. 中风患者出院对家人有何影响？

患者在医院时，对于家人而言负担相对较轻。一旦患者离开医院，家人往往发现自己的责任和工作一夜之间增加了不少，有的甚至因此而手足无措。

一个人中风后，他并不是唯一受苦的人，他的家人同样受累，整个家庭的生活方式可能都要做非常大的改变。患者出现严重的疾病和残疾时，对其家庭生活的影响是巨大而长远的，其后果根据疾病的类型和患者在家庭中的角色而有所不同。每当家庭成员出现问题时，其他成员都会想办法来解决这些问题并选择扮演新的角色。这些适应上的改变往往会给其他成员带来新的危机，造成新的问题，甚至可以影响到患者。

家人一定要对患者出院后带来的困难有充分的估计，在心理上做好准备，必要时可向专业人士咨询。

3. 家人如何做好出院前准备？

应从感情上对患者予以支持和理解，使其感到家庭和亲友的关爱，并及时疏导患者的不良情绪，如内疚、焦虑、失望等，帮助其增强战胜残疾的信心和勇气，因为只有在良好的心理状态下进行出院后康复，效果才比较好。另外，在出院前及时发现患者的心理问题，可以充分利用医院的医疗条件加以处理，避免将问题带回家，增加家庭康复的困难。

家人除了要对患者进行心理鼓励，帮助其树立信心，对其多加照顾外，还要鼓励患者多活动，让患者做一些力所能及的事情，不要总认为他有病，什么事都不让他做，这样并不利于他的康复。进行康复训练的目的就是让中风后的人尽早摆脱患者角色，进入正常的生活状态。偏瘫不严重的患者要让他自己拿东西，让肢体多活动。不要什么都帮他做，更不要娇惯患者，不要让患者觉得大家伺候他是应该的。这种不良心态如果长期存在，将会给家人带来很大的负担，也非常不利于患者的康复，有时甚至会导致患者康复效果的倒退。

由于家人最了解患者，也是患者康复训练过程中最忠实可靠的监护者和辅助训练人，因此，家人应积极按照医学康复人员制订的出院康复计划帮助患者进行康复训练和康复评估，并尽可能多地利用各种方式学习与其疾病有关的医学、康复理论知识和训练技能，有条件的话最好能接受一定的专业培训，以便掌握正确的康复训练技术，在家庭和社区中帮助患者进行长期的康复。

患者出院后，家人要随时观察患者的情况变化。在康复训练中一旦发现异常，应及时分析原因并告诉医护人员，以免因病情发生变化却未能及时处理而导致残障加重或出现意外。

患者出院前，家人应和主治医生多沟通，充分了解患者目前的治疗方案；与社区医生建立联系，了解本社区或邻近社区中有哪些康复设备可用；了解目前治疗方案中哪些药物可直接在本社区医院中获得，哪些药物必须返回三级医院开处方；了解社区中是否有"中风俱乐部"，鼓励患者参加。家庭经济不宽裕的患者，可与患者单位及街道等有关部门联系，以获得适当的帮助。

家里最好备有血压计、血糖仪，以随时监测患者的血压、血糖情况，判断治疗效果，及早发现病情变化，及时调整治疗方案。

出院后，患者需要坚持不懈地进行康复锻炼，社区的康复设备可能不太完善，所以购置一些患者需要的小康复器材是非常必要的，如助行器、手指展开器、手指握力训练器、数字及图案卡片等。特别要注意的是，训练中的安全保护措施非常重要，患者在家庭中使用的专用康复设施一定要牢固，经专业康复人员认可，并随时检查，及时发现可能存在的安全隐患，以防患者在康复训练时发生意外。

4. 如何营造良好的家庭康复环境？

中风患者的康复效果和家庭环境有着密切的关系。环境可分为外环境和内环境。

外环境也叫硬环境，指的是家庭的装饰布置和室内外状况。对一个中风后行动不便的患者来说，家庭布置显得尤为重要。中风后的患者大多有一侧肢体瘫痪或不同程度的行动不便，随意放置的桌子、椅子，过高的门槛，湿滑的地板等，都可使患者意外跌倒或受伤。患者的房间要尽可能安排得宽敞一些。如果房间较小，应尽量少放家具，让患者有适当的活动空间。如果患者需要用轮椅，应撤除家中的门槛，房门宽度要大于轮椅的宽度。家中的楼梯应改造成坡，以便轮椅推行。另外，家居总体环境要整洁、舒适、有条理，家具简单、实用，摆放合理、有序，各种日常用品也要井井有条地摆放在患者随手可取之处。

内环境也叫软环境，指的是家庭的氛围。如果家庭中洋溢着平等民主、文明礼貌、温馨和睦的氛围，患者置身其间可得到精神享受和心理支持。

良好的环境是靠每位家庭成员的努力来营造的，它能对中风患者的康复起到不可小视的作用。

5. 家居布置具体要注意哪些方面？

1）卧室　卧室的总体色调要淡雅柔和，墙的颜色以淡黄、水绿、浅蓝等为宜，这会给人一种宁静舒畅的感觉；不宜用深色或红色，这些颜色会使人产生压抑感或烦躁感。

对于刚出院的患者，床的安排极其重要，过高或过低都不利于患者上下床。床的高度要与轮椅的高度相当，床边应至少留有 1 米的空间以便轮椅移动。有条件的话，可以购置一张多功能摇床，使患者能随意改变坐卧位的姿势，还可以调节两下肢与膝关节的高低位置。床垫软硬要适中，太软起身不着力，太硬久卧感觉不舒服，时间长了容易出现皮肤溃烂和褥疮。要安装侧边扶手，这样可以确保安全，防止掉床，还可以作为翻身的辅助器具。

衣柜中衣服的放置要合理。四季衣服要分门别类，根据季节把平时常穿的替换衣服放在患者随手可以拿到的地方，以免患者在拿衣服时因过度伸手、弯腰或踮脚而失去平衡。如果卧室宽敞，最好放置一个开放式衣架，把患者经常要穿的衣服挂在上面，这样取起来更为方便。

卧室的过道上要安装夜视灯，开关掌控要方便，以保证患者夜间活动时有充足的光线。最好在床边铺上防滑地毯，避免行动不便的患者夜里起床跌倒。对于偏瘫伴有失语的患者，应有家人陪伴于卧室照料起居，床边应安装呼叫器开关，这样万一患者有什么事情，家人又暂时不在身边，只要一按按钮，患者便能得到及时的帮助。

2）卫生间　洁净、明亮是卫生间的基调。浴缸或淋浴房的玻璃门应该去除，改为浴帘。浴缸的高度要合适，一般在43～48厘米。浴缸的边上要放一张和浴缸同样高的椅子，以便患者先坐在椅子上再缓慢进入浴缸。可以在浴缸里放一个定做的椅子，高度最好能随意调节。如果患者喜欢淋浴，可以坐在椅子上，但切记双脚一定要能触及浴缸底。在浴缸边的墙上安装把手，以便患者在洗澡时或出入浴缸时借力。

浴缸和淋浴房底应放置防滑垫。接近浴缸和淋浴房的地砖上都要铺设防滑垫。尽量避免拿毛巾或棉布当防滑垫用，这些东西容易起皱，会导致行动不便的患者站立不稳而跌倒。

沐浴液、洗发水等应放在患者能方便取到的地方。

浴室内要多安装一些挂钩，以方便挂放衣物和毛巾。

洗漱台安置高度应合适，一般不超过85厘米。洗漱台前放一个凳子，患者坐在凳子上正好对着镜子。洗漱用品放在患者伸手便可拿到的地方，一般放于患者健侧。

水管应进行隔热处理，冷热水最好混合通过单个水龙头，水温最高不超过 45℃。

坐便器的高度以 43 ~ 48 厘米为宜，这样便于患者从轮椅上水平转移，减少患者站立、坐下的次数，避免不必要的体力消耗。坐便器应有一侧靠墙，墙上装有把手，方便患者借力。卫生纸等放在坐便器旁随手可取的位置，最好置于患者的健侧。

如果有条件，可在卫生间安装对讲机或呼叫器，这样患者可以得到及时的帮助。

在通往浴室的过道上要安装夜视灯，并通宵亮着。过道上也要安装扶手，患者行走时可握住扶手帮助平衡。

注：中风患者洗澡水的温度不宜过高，最好在 37℃左右。偏瘫或行动不便的患者洗澡时一定要有家人帮忙。洗澡的时间不宜过长。洗完澡后不要用小毛巾擦身，应用大浴巾裹身或用毛巾做的浴袍套在身上擦干身体，这样可减少弯腰等动作，既能少费力气，还可以防止不小心跌倒。

刚出院或全身状况较差的患者一般不适合洗澡，可由家人在床上对其进行清洁护理。肢体尚未恢复正常功能的患者，不宜一个人在家洗澡，以免发生意外。

3）**厨房** 厨房的布置以方便、简洁为原则。对于轻度中风患者来说，厨房还是会经常出入的。自己能做的事情应尽量自己做，积极参与家庭中力所能及的日常劳动，不仅可以锻炼关节，防止肌肉萎缩，还可以增强自信，增添生活的乐趣。

如果患者一个人在家，家人要把锅、盆、碗、筷、油、盐、酱、醋等摆放在患者容易拿到的地方，以免患者过度伸手、弯腰。厨房内要安装饮水机，尽量不用热水瓶。建议在厨房安置微波炉，以使烹调方便、安全。

4）阳台、窗台　阳台或窗台上可养植一些绿色植物，如万年青、铁树、文竹等，还可在鱼缸中养殖一些金鱼、小乌龟，以增添生活情趣，还能让患者放松心情，帮助其康复。

5）求助装置　有中风患者的家庭，可考虑购买便携式无绳电话，方便患者呼叫。如果社区有条件，应在家里安装和物业公司或社区卫生中心相通的呼叫机，这样，遇到困难或急事需要帮助时可按铃求助。

6. 如何预防褥疮？

长期卧床的患者，由于身体底部长期受压，血液循环不通畅，容易形成褥疮，并易伴发感染等。褥疮与体位有关，好发于身体的受压部位，最多见于骶部、足跟部、肩部、肘部。如果护理不当、任其发展，便会出现组织腐烂，发出难闻的臭味。褥疮不仅使患者饱受皮肉之苦，还是危险的感染源。许多中风患者出现发热、败血症甚至骨髓炎，都是褥疮惹的祸。但是，只要护理得当，褥疮是可以预防的。

下面简单介绍一下褥疮的预防方法。

① 至少每2小时给患者翻身一次。翻身时应将患者抬起

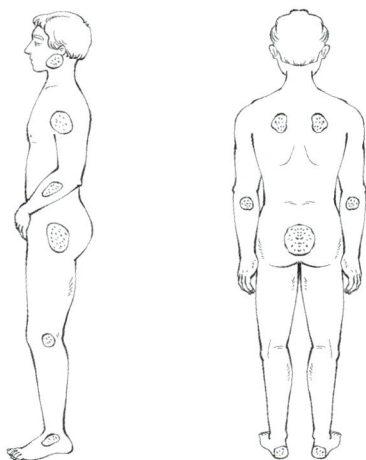

褥疮的好发部位

挪动位置，切忌强行推拉患者。

② 便盆四周要光滑，床单不要有皱褶。

③ 患者侧卧时，应让其背部与床铺呈 45°，在其背部垫一个软枕，使一部分重量落在软枕上，另一部分落在臀大肌上，不让股骨粗隆的隆突处受压。

④ 患者半卧时，应在其足底处垫上软垫或枕头，不要让患者的足跟直接接触床铺，而且患者的脚上不要盖得过重，否则很容易引起足跟褥疮（注：这一点常被忽视）。

⑤ 经常擦洗皮肤，使汗腺、皮脂腺分泌通畅，避免皮肤上微生物繁殖，还能促进血液循环。每次擦洗后都要撒上爽身粉，以保持皮肤光滑干燥（这对大小便失禁及出汗多的患

者尤为重要）。

⑥ 经常为患者按摩足部及其他容易受压的部位，有条件的家庭可以使用气垫床。

⑦ 对髂骨、尾骶部等无组织包裹的皮肤，可用热水擦洗后涂擦安尔碘，每 4～6 小时一次。

⑧ 注意在饮食上摄入充足的蛋白质和维生素。

7. 已经出现褥疮如何护理？

褥疮分 4 期，分别是瘀血红润期、炎症浸润期、浅度溃疡期和深度溃疡期。所处分期不同，护理方法也有所差异。

1）瘀血红润期的护理

表现：皮肤红肿热痛，有硬结。

护理要点：采取多种措施变换体位，防止局部皮肤继续受压。可用气圈或海绵垫将褥疮部位垫起。气圈主要用于骶骨部位的褥疮。气圈充气不要太足，2/3 即可。气圈外加上布套，能减少汗渍对皮肤的损害。皮损局部可用 50% 酒精按摩，以增进血液循环。按摩时动作要轻柔，可用拇指指腹做环形运动。

2）炎症浸润期的护理

表现：红肿加重，皮肤呈紫红色，表皮有水疱形成，有疼痛感。

护理要点：避免水疱破溃，可用 2% 碘酒涂抹，以使皮肤干燥、结痂。如果表皮破溃，可用棉棒蘸 1% 甲紫（龙胆紫）

在创面上薄薄涂一层，这有利于保持皮肤干燥，促进创面愈合。水疱周围可用大拇指环形按摩，由内向外。

3）浅度溃疡期和深度溃疡期的护理

表现：局部可见组织坏死，脓性分泌物，并有臭味。

护理要点：此时必须去医院治疗，以免细菌入血引起败血症。

8. 如何护理大小便失禁的中风患者？

尿失禁的中风患者往往因为怕小便多给家人增加麻烦而拒绝喝水或少喝水。家人要鼓励患者多喝水。理想的每日饮水量是 3000 毫升左右。多排尿可预防尿路感染和膀胱结石。

对于男性尿失禁患者，可用阴茎套接尿管集尿。要定时取下阴茎套，使局部皮肤干燥，防止尿道口、包皮糜烂。女性患者可用尿布或尿裤。要及时更换尿布或尿裤，经常用温水擦洗会阴部并保持干燥。

家人要训练患者自行排尿，每 2 小时使用便盆或尿壶接一次尿。

大便失禁的患者，可在其臀下垫吸水性强的软垫。患者大便后，家人要及时帮其去除污物，清洗局部，并扑上爽身粉。

9. 如何护理尿潴留的患者？

小便排不出聚集在膀胱里称为尿潴留。如果患者存在尿潴留，可用热水袋或热毛巾（不要太热，以防烫伤皮肤）敷下腹膀胱处，然后用手轻轻按摩并逐渐加压向下推（注意：用力不可太大，不可压迫膀胱中部），每3～4小时一次。如果不见效，应将患者及时送往医院导尿。

平时，家人要教会患者做收缩肛门括约肌及卧位抬臀的动作，这些动作有利于恢复排尿功能。

10. 如何护理中风后便秘的患者？

中风患者因卧床时间长、活动少、进食少、食物中纤维素含量低、肠蠕动差等原因，常常出现便秘的情况。加上有的患者不愿意麻烦家人，自行抑制便意或拖延排便时间，又使便秘加重。

对于便秘的患者，除了在膳食中增加纤维素和适当服用蜂蜜等润肠食品外，还可以使用轻泻剂（如番泻叶等）。有便意时，可将开塞露塞入肛门以刺激排便。如果还不奏效，家人可戴上手套帮其将大便抠出。

定时排便，多喝水（如每天清晨喝一杯水）、多活动、经常做挺腹和收腹运动，是解决便秘的有效方法。

11. 如何预防呼吸道感染？

长期卧床的患者很容易出现呼吸道感染。预防呼吸道感染，可从以下几个方面入手：

① 经常开窗通风，保持空气新鲜。

② 衣服、被褥等应经常在太阳下晒，避免尘螨滋生。

③ 天气变化时及时增减衣物。

④ 室内禁止吸烟，注意口腔卫生，随时清除呼吸道分泌物。咳痰不畅时，除了用化痰药外，雾化吸入、拍背祛痰也很重要。家人要鼓励患者将痰液咳出来，经常做胸部扩张、深呼吸等动作，并定时改变体位。

12. 中风患者的护理需要注意的细节有哪些？

护理中风患者是一项漫长而艰巨的任务，特别是护理长期卧床的患者，更是需要耐心细致。家庭护理人员最好能到社区卫生服务中心或康复护理中心学习，向有经验的护理人员请教。

1）保持房间内良好的环境　房间应安静、安全、舒适，温度保持在 18 ~ 20℃，相对湿度保持在 50% ~ 60%，光线宜柔和，室内禁止吸烟。每天早晨开窗通风 20 分钟，忌对流风，避免患者受凉。

2）饮食清淡，多吃蔬菜、水果　中风患者大多不能活动或活动不便，消化功能很弱，因此在饮食上宜清淡，可以选择易消化的食物，如粥、面条等。还要多吃些蔬菜、水果，以促进胃肠蠕动，防止便秘。应注意饮食卫生，防止暴饮暴食，避免饮食不当造成腹泻。如腹泻，应及时清洁肛部并涂擦油膏，以保护肛周皮肤。如果患者需要鼻饲，鼻饲食物不宜过冷或过热（28℃左右），鼻饲速度也不能过快，一般每2小时一次，每次200毫升。

3）加强口腔、眼睛的护理　定期做口腔护理，早晚刷牙，每顿饭后用温开水漱口（将水含在口腔内，鼓动双颊及唇部，使水充分接触牙齿、牙龈和口腔黏膜，同时转动舌头，使漱口水通过牙间隙，把滞留在口腔各处的食物碎屑随漱口水吐出，每次含漱3～4口）。

眼睑不能闭合者，用生理盐水纱布敷盖眼部，并定时更换，以免角膜干燥。

4）会阴部护理　每天定时（如早8点或晚8点）采用药物或按摩等方法促进排便，让患者养成规律大便的习惯。插尿管者应每3～4小时放尿一次，以免膀胱挛缩。国产导尿管每2周更换一次，进口导尿管每4周更换一次，以免尿路感染。有尿失禁者应随时更换尿布，保持被褥清洁、干燥，每天用温开水清洗会阴部，以防感染。

5）防止皮肤感染　患者因长期卧床，皮肤容易发生感染。为了预防形成褥疮，要勤按摩、勤擦洗、勤换衣。尽量用全棉床单，勤换洗，床单要平整、清洁、柔软，没有皱褶。通常每 2 小时翻身一次，时常改变坐姿和睡姿。如发现受压皮肤发红，除按摩外，可用热水袋热敷，水温 50℃最佳，不可过高，必要时就医。

6）**心理支持**　对待患者，态度要和蔼，动作要轻柔。家人应从各方面对患者关心体贴、耐心照料。应耐心向其解释病情，经常与患者谈心，帮助患者正确对待自己的疾病，使患者逐步树立战胜疾病的信心，促使病情好转。要利用各种互动方式，如谈话、读报、听收音机、看电视等，对患者进行有意义的感官刺激，鼓励患者运用尚存的知觉来克服已出现的缺损，使患者逐步恢复交流沟通、认识、思维、感情等重要功能，以提高生活质量，更快、更好地回归社会。

13. 怎样保证患者出院后不中断药物治疗？

中风患者多伴有高血压、糖尿病、肥胖、高脂血症等危险因素，以及房颤、心脏瓣膜病等基础疾病。上述危险因素所导致的脑动脉粥样硬化是中风的主要原因，而上述基础疾病也是中风的重要病因。在临床症状好转后，中风的致病基础并未完全消除，中风仍可能卷土重来。所以，患者要坚持控制危险因素，治疗基础疾病，如此才能有效预防中风复发。

① 患者必须了解疾病发生的原因、危险因素，以及控制和治疗危险因素对预防中风复发的重要性。家人可以在日常

护理时，多和患者交流对疾病的认识，使其知晓疾病治疗的必要性。

② 记录下患者规则服药后血压、血脂、血糖的情况，让患者感性地看到药物治疗的效果。

③ 鼓励患者参加"中风康复俱乐部"，与病友交流康复心得，互相激励，互相扶持，增强自信心和治疗的依从性。

④ 家人可以为患者准备好药盒，并将药物分门别类地放好，这样就算家人有事不在身边，患者也可以在保姆的照顾下或者自行服用药物，避免漏服或错服。

⑤ 如果患者在治疗过程中对某种药物有疑虑或者存在服用后不适，应尽早联系主治医生，看是否需要停药或换用其他药物，切忌自行停药。

14. 中风患者出现哪些情况必须及时送诊？

中风患者突然出现头痛、呕吐、口齿不清、抽搐、手脚不能动、摔倒、大小便失禁或迅速昏迷等情况，应高度警惕再次发生中风的可能。此时，家人或周围的人应保持冷静，不要惊慌失措，不要对患者大声呼唤或使劲摇晃其身体和头部，也不要将患者扶起，以免加重病情。应 2 ~ 3 人同时将患者抬起，一人托住患者的头与肩，保证其头部不受震动，一人托住患者的背部或臀部，另一人托住患者的臀部和（或）腿部，同时将患者抬起，轻轻平放在床上。患者的头部应略抬高，稍向后倾，并偏向一侧，如果有假牙，及时取下，迅速清除口鼻中的呕吐物及痰液，防止窒息，并解开衣领，保持呼吸道通畅。如果患者抽搐，可将小毛巾垫在其口中，防止舌头被咬伤。如果当时只有一人在场，千万不要放下患者不管而跑出去打电话或找人帮忙，应先将患者就地取平卧位，头偏向一侧。采取上述措施后，立即拨打急救电话。

高血压患者应经常测血压。家里要备有血压计，患者出现头晕、头痛、胸痛等不适时，要及时监测血压，如果发现血压明显升高或降低，应及时送诊。

如果患者出现持续的胸闷、胸痛、呼吸困难、发绀，应嘱咐患者安静平卧，同时马上送诊。

合并糖尿病的患者，如果出现心慌、手抖、出冷汗、意识不清，要考虑到低血糖的可能。如果症状较轻，且家中有血糖仪，可先测指尖血糖，证实是低血糖，可先予口服糖块。如果症状较重，但患者意识尚清，应立即按低血糖处理，进食含糖食物，并尽快送诊。

长期卧床的患者容易并发肺炎，如发现患者咳嗽、咳痰症状经过口服药物治疗没有明显好转，并出现高热、精神倦怠、呼吸频率明显加快、喉头有明显痰鸣音、胸闷、口唇发绀，应及时送诊。

中风患者好发褥疮，如果发现患者存在皮肤破溃、流液，甚至流脓、腐烂，应马上就诊，避免感染扩散。

15. 如何合理安排中风患者的作息？

中风患者出院，不仅意味着患者病情平稳或好转，更意味着患者将开始疾病治疗的新阶段，也是患者回归家庭和社会的开端。

患病前，患者的生活不必刻意安排，但中风后，患者的日常生活就需要在每一天开始之前计划周全，并安排得井井有条。

1）合理安排作息时间 制订家庭康复目标，包括长远目标和阶段目标，根据这些目标来安排患者的作息时间和日常生活。

首先，日常生活要有规律。合理、有序的生活能使患者更有效地利用时间进行各种功能锻炼，早日恢复昔日独立的自我。其次，在日常生活中要有时间概念。出院回到家的最初几周，常常无法预料日常生活中的许多事情会花费多少时间，这是因为以往非常简单和随意的日常活动在中风后可能变得需要费九牛二虎之力才能完成。建议在此期间记录下什么时候做了什么事情、花了多少时间、当时患者有什么感觉等，以便调整患者的作息时间。

2）制订切合实际的日程表 可以使用日历提醒要进行的临时性活动，如外出、看病等，而每天的日程安排则可提醒患者按时完成日常活动而无遗漏。对于有视力障碍的患者，有一个会鸣叫的时间提醒器则更为方便。为了能方便地看时间，建议使用较大的、指针和时间刻度都很清晰的时钟或手表，这样患者只需一瞥就能知道时间了。如果有条件，建议在不同的地方多放几个钟，以免为了看时间而来回跑。患者要把重要的活动，如肢体、语言的康复锻炼等放在首位，并根据活动的轻重缓急来分配时间。

科学、实用的日程表是患者康复的督促者。日程表中，要设置一系列相对固定的日常活动，如起床、吃饭、服药、洗澡、功能锻炼、睡觉等。这些项目的设定，可以参考前面我们讲的回家最初几周的记录。另外，日程表中要留有足够的空间，以便及时记录下患者在某一时刻的特殊感觉，如乏力、心悸、疼痛等。如果精力充足，建议患者把良好的感觉也在适当的地方记录下来。这是患者康复情况的第一手资料，通过记录，医生更易于找到患者不适的原因，及时提出建议，调整用药方案或康复方案。

值得注意的是，日程表的制订应当具有实际意义和可操作性，也就是说，所制订的那张表应当是患者在当时能够做到的。当然，日程表是一个相对固定的日常生活模式，并非一成不变的，要根据患者的身体康复情况等因素及时进行调整。

下面的日程表样本供大家参考。

中风患者的一日安排

时间	日常安排	血压	脉搏	药物	备注
7:30	起床；测血压；洗漱；服早餐前的药物				
8:30	吃早餐；休息；服药				
9:30	康复锻炼；外出				
11:00	休息；看报、看电视、打电话等；准备午餐				
12:00	吃午餐；服药				
13:00	休息；午睡				
15:00	康复锻炼；吃点心、水果				
16:30	洗澡；休息；准备晚餐				
18:00	吃晚餐；服药				
19:00	休息；看电视；准备好次日要用的东西或要穿的衣服				
21:00	服药；睡觉				

16. 怎样帮助中风患者起床？

　　中风后，由于肌力减退、感觉迟钝和平衡能力下降，患者常常会选择"静养"的方式来达到康复的目的。这样似乎最省事，但并非上策。我们都懂得"用进废退"的道理，因此，完全卧床或尽可能不动的"静养"方式，无论对身体还是心理都会产生不良影响。长期卧床会降低心搏出量，减少肺容量，会造成肌肉萎缩和骨质疏松，机体对血压的调节功能也会减退，而肺部感染和褥疮的发生机会则大大增加。从心理上讲，丧失生活自理能力会使患者对自身价值产生怀疑，从而产生强烈的挫败感和失落感，抑郁、焦虑也会随之而来，这些都对患者的身体康复和回归社会极为不利。

对于中风后在家康复的患者，最好能每天起床和穿衣。即使患者不能行走，也可以在舒适的椅子上抬高双腿休息或打盹儿。当不想睡觉但想放松、休息时，可以听听广播，看看报纸、杂志、电视，当感到劳累时（例如洗完澡、锻炼完身体后）再回到床上去。总之，应尽可能不让自己处于终日卧床的状态，除非确实想睡觉或十分虚弱。

早晨醒来后，不必马上起床，可以在床上慢慢伸展四肢，做做关节活动锻炼。患侧的肢体可借助健侧肢体进行活动。如果有困难，可以请他人帮助。起床前的活动有助于患者放松一下睡眠后略有僵硬的身体。

从床上坐起来之前，先以翻身作为准备活动，这样可以使身体两侧都得到一定的锻炼。准备下床时，应事先考虑好是从床上移到轮椅上还是直接站起来。要慢慢站起来，不要突然改变体位，以免头晕。坐起后，双脚先着地感触地面，并在床沿上坐 2 ~ 3 分钟，这样可以使患者移动前确信是否有足够的力量保持身体平衡。脚落地时，脚尖要向前而不是向内或向外，这样有利于保持身体的平衡。如果患者需要使用矫形鞋、腿支架或吊带、夹板等，则应该在站起来之前就将这些东西安装好。

要做到安全移动身体。开始移动前，先计划好向哪里移动，是移动到轮椅上还是站起来，以及如何移动，然后慢慢地起床，再开始挪动身体。

移动前，任何可能引起意外的东西，如椅子、桌子、不穿的鞋子等，都必须移开。如果是从床上移到轮椅上，轮椅两侧的制动装置应处于锁定位置，如果床脚装有轮子，也应使之固定。

移动时，患者和护理者要不断交流，告诉对方自己想要如何行动，以便对方能够配合默契。护理者不应催促患者，而应让患者有足够的时间调整自己，小心而有条不紊地完成每一步。如果患者需要手杖，应预先准备好。移动体位时，护理者可扶着患者的背、肩及肘。患臂的扶持方法：护理者站在患者后面，用一只手扶住患者的肩，另一只手紧握患者的手，患者的患臂肘部弯曲，注意不要向后拉。移动体位时最好朝患者的健侧方向移动，护理者从健侧扶住患者，并且注意不要挡住患者的视线，以便患者看清自己要去的地方。

护理者在帮助患者移动时要注意保护自己的腰，并注意保持平衡。在帮助患者站起时，应屈髋、屈膝，用腿部肌肉承受患者的重量，这样可以减轻背部肌肉的负担。护理者站立时，可让双脚一前一后略分开些，这样可以提供宽大的支撑基础。

17. 如何完成从床到轮椅的转移及返回动作？

1）**从床上转移到轮椅上** 将轮椅放在患者健侧斜前方，刹车，并将脚踏板竖起。患者从床上起立后，用健侧手扶住远端轮椅扶手，以健侧下肢为轴，身体旋转，坐到轮椅上。

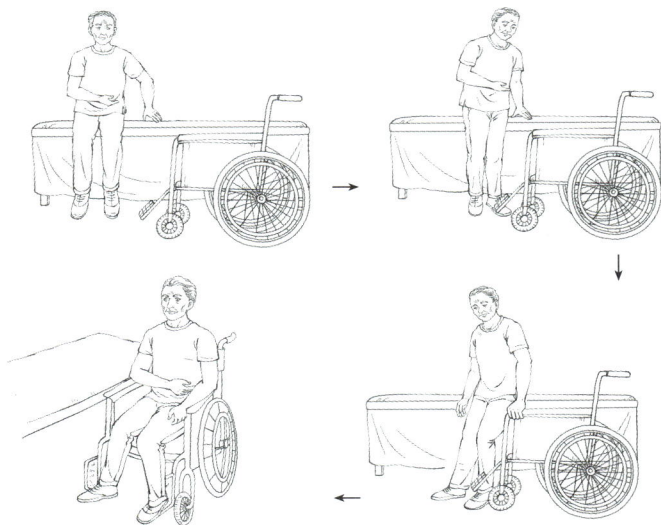

从床上移动到轮椅上

2）**从轮椅上转移到床上** 将轮椅靠近床边，患者健侧靠近床，轮椅与床边成 30°～45°，刹车，竖起脚踏板。患者双脚全脚掌着地，双侧膝关节屈曲，重心前移，健侧手扶轮椅扶手站起。然后，健侧腿向前方踏出一步，以健侧下肢为轴，身体旋转，用健侧手支撑床面，重心前移，弯腰慢慢坐下。

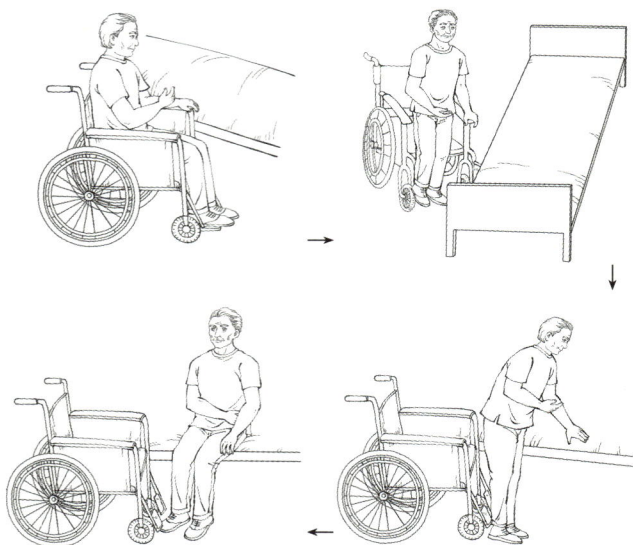

从轮椅上移动到床上

注意事项：

① 开始训练时，家人要站在前方保护，根据患者的康复程度逐渐减少帮助，直至其能独立完成。

② 转移过程中，刹车要刹牢，脚踏板要竖起，每次训练动作要规范，逐渐养成习惯。

18. 中风患者如何穿脱衣服？

1）穿脱上衣

① 套头衫的穿法：患者取坐位，将套头衫平铺于双膝之上（正面朝下，背面朝上，衣襟靠近身体，领口位于膝部）。先穿患侧上肢。用健侧手抓住衣襟部，将患侧上肢从袖口穿出。健侧上肢穿过袖口，然后将双侧袖口拉至肘部以上。健侧手抓住衣服后身，颈部前屈，将领口自头部穿过。然后，用健侧手拉平衣服的各个部分。

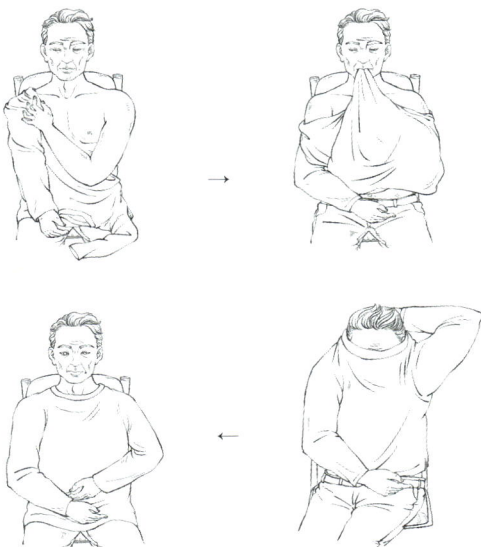

套头衫的穿法

注：如果患侧上肢功能较好，应尽可能做双手配合动作，多利用患侧手。

② 套头衫的脱法：用健侧手向后上方拉衣领后方，褪出头部，再褪出双肩、双手。

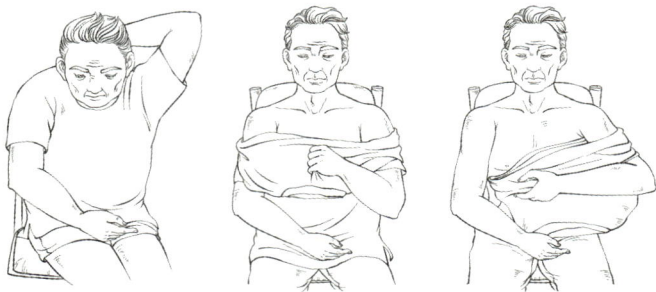

套头衫的脱法

③ 前开衫的穿法：患者取椅坐位，将衣服铺于双膝上（正面朝上，背面朝下，衣襟靠近身体，领口位于膝部，患侧袖口垂直于两腿之间）。患侧上肢先穿入衣袖，用健侧手将患侧衣袖拉到最上方，健侧手沿衣领将衣服从身体后绕过。健侧上肢自袖口穿过。最后，用健侧手将衣服各部分整理平整，系纽扣。

注：如果单手系纽扣有困难，可将纽扣改成尼龙搭扣或揿扣。

④ 前开衫的脱法：先脱健侧，再脱患侧。

专家细说中风

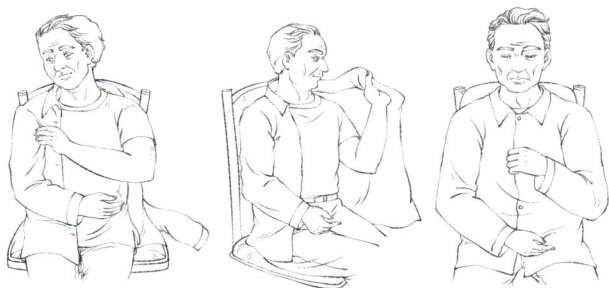

前开衫的穿法

2）穿脱裤子

① 坐在椅子上穿裤子：双下肢交叉，将患侧下肢搭在健侧下肢上。用健侧手将裤腿穿过患侧下肢，并拉至膝部。将患肢放下，将另一侧裤腿穿过健侧下肢。起立，将裤子提至腰部。用健侧手系纽扣或者挂挂钩。

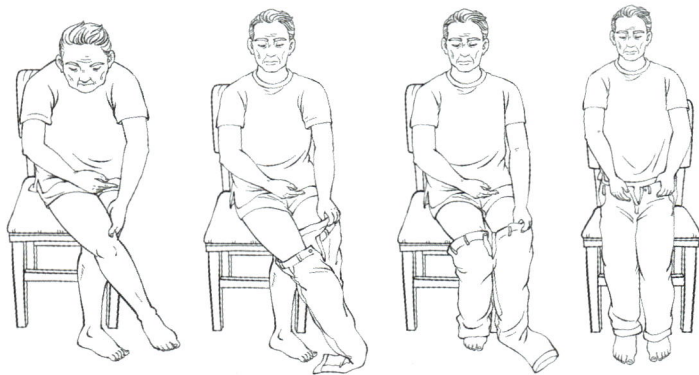

坐在椅子上穿裤子

注：可以在患侧脚下铺防滑垫，以达到加强立位稳定性的作用。穿裤子时，要求患者具有良好的立位平衡能力。

②　坐在床上穿裤子：患者在床上或垫子上取长坐位，用健侧手将裤腿自患侧下肢穿过，并拉至膝部上方。健侧下肢自裤腿穿出。取仰卧位，用健侧手拉起裤子，在双侧骨盆交替抬离床面时逐渐将裤子提至腰部。最后用健侧手系纽扣或拉拉链。

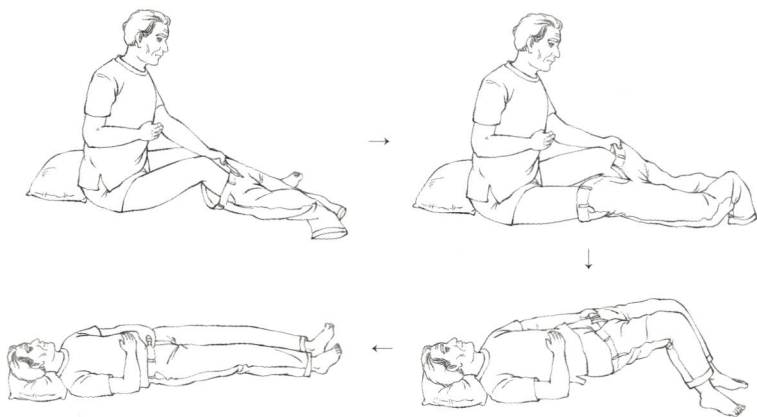

坐在床上穿裤子

注：立位平衡能力较差的患者宜采用此种方法。

③脱裤子：与穿裤子顺序相反，先脱健侧，再脱患侧。

3）穿脱鞋袜

①　坐在椅子上穿鞋袜：患者取椅坐位，双下肢交叉，患侧下肢搭在健侧下肢上面。用健侧手穿鞋或袜子。将患侧下

肢放回原地，全脚掌着地，重心转移至患侧，再将健侧下肢放在患侧下肢上面，穿好健侧脚的袜子或鞋子。

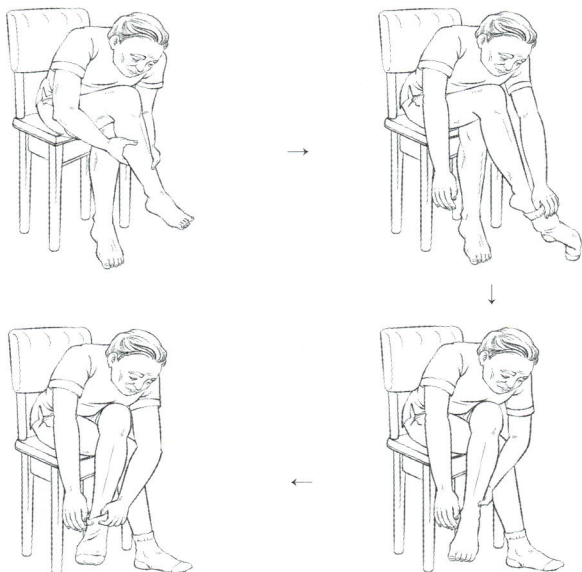

坐在椅子上穿袜子

② 坐在床上穿鞋袜：患者坐在床上，将双下肢屈曲，用健侧手穿鞋袜。

③ 脱鞋袜：顺序与穿鞋袜相反。

温馨提示：中风患者的衣裤宜采用透气、舒适的纯棉材料，宽松易穿，最好为前开式，也可将纽扣改成挂钩、拉锁或者尼龙搭扣；裤子用松紧带而不用皮带；鞋最好用尼龙扣或带环的扣带。鞋要大小合适，不能太紧，鞋底较硬、防滑，患侧禁止穿拖鞋，以防摔倒。尽量把衣裤、鞋袜等放在患者随手就能拿到的地方。第二天要穿的衣服在前一天晚上就准备好。为了避免过多地弯腰、低头，最好不要把衣服放在衣柜的最底层。

19. 中风患者如何洗漱？

无论患者是否起床，刷牙、洗脸等洗漱工作是必须要做的。洗漱不仅可以使患者的皮肤、口腔等保持清洁，更重要的是，洗漱后患者会感到精神振奋。

尽可能让患者自己动手洗漱，即使患者躺在床上或坐在轮椅上。虽然患者能够使用的手不一定是原先惯用的，但务必坚持。务必让患者保持足够的耐心，使其有机会获得生活自理的成就感。

1）洗脸、洗手

① 洗脸：患者坐在洗手池前，用健侧手打开水龙头并调节水温；将水池放满，用健侧手测试水温后洗脸。

② 洗手：先将患侧手放入洗手池中，用健侧手清洗，然后将浸湿的毛巾固定在洗手池边缘清洁健侧手，最后将毛巾套在水龙头上，用健侧手拧干毛巾，将毛巾放在健侧腿上，擦干健侧上肢。

2）刷牙　一般情况下，患者可用健侧手完成刷牙动作。

需要清洗假牙者，可将带有吸盘的毛刷固定在水池边缘，这样便于操作。

20. 中风患者如何进餐？

中风患者要尽可能在餐桌边和家人一起进餐。如果能够自己吃，绝不要别人喂。

可在小餐桌上放一块防滑板，将餐具放在上面。在碗或者盘子的一边加上挡板，这样用勺子取食物时，食物不会被推到外面。

患侧上肢伸展平放在餐桌上（目的是防止患侧上肢下垂），用健侧手进餐。身体尽量接近餐桌，保持腰直立，双脚着地。如果需要别人喂且不能坐起，尽量选择被动坐起进餐的姿势。

建议患者尽可能自己准备食物（当然，可以在家人的帮助下进行）。积极参与餐食准备可以增加机体的活动量，锻炼思维，还能增进与家人的交流。不需要把一日三餐搞得太复杂，简单易做、营养均衡最重要。

21. 中风患者如何洗澡？

洗澡不仅能清洁皮肤，还有舒筋活血的作用。但要知道，洗澡是一件需要消耗大量体力和精力的事，因此，做好准备工作十分重要。

对于中风患者来说，淋浴、盆浴都行，这要根据患者的身体状况和生活习惯而定。淋浴消耗的体力较大，而且中风后肢体活动受限，难以长时间站立，因此，可坐在有靠背的椅子上淋浴。

注意：浴室的地板应铺上防滑垫，必要时可利用墙上的扶手，或在他人的帮助下洗澡。毛巾、肥皂、洗发精等沐浴用品应放在触手可及的地方。建议患者使用洗澡手套，长柄的海绵或刷子也行。同样，使用沐浴露要比使用肥皂更易操作。

选择盆浴的患者在进出浴缸时要当心，千万不要滑倒。可以在浴缸的一头安放一块坐板，患者坐在坐板上，用健侧手抓住墙上的扶手，一边转身一边将健侧腿放入浴缸；然后将后背靠在墙上，保持坐位稳定，用健侧手把患侧下肢抬起放入浴缸。出浴缸动作与此相反。

注意事项：

① 洗澡时间不宜过长，以免体力消耗过多。同时，也不宜在通风不良的浴室内待得太久。

② 洗澡前应将可能需要的物品摆放在合适的位置，洗澡时有人在一旁相助更好。

③ 水温不宜过高或过低。一般来说，洗澡水的温度与体温接近为好。存在感觉减退的患者，一定要有人帮助测水温或自己使用温度计测水温，因为感觉减退的患者常常会在自己尚未察觉时就被过热的水烫伤（这一点不光在洗澡时要注意，在洗脸、洗脚或使用热水袋等取暖设备时都要注意）。

④ 洗完澡后不要马上穿衣服，尤其是在肌力和平衡功能较差或身体还比较虚弱时。可以披上厚绒布浴衣坐下来休息一会儿。如果觉得头晕或者非常劳累、腿脚乏力，就上床躺一会儿，等体力恢复后再穿衣服也不迟。

22. 中风患者如何如厕？

如果患者病情稳定，自己能够或者在他人的帮助下可以上厕所，应尽可能避免在床上大小便。如果患者上厕所较为困难但可以下床，则应在家人的帮助下在床边大小便。

卫生间的地面应注意防滑，避免潮湿；坐便器旁边需要安装牢固的扶手，以便抓扶；同时，可安装呼叫装置，以备有紧急情况时使用；手纸、肥皂、毛巾等物品应放在容易拿到的地方；患者的裤子应宽松，容易解开。

需要坐轮椅的患者，把轮椅推到坐便器旁边，固定好后，用健肢着力支持身体，将重心逐渐转移到坐便器上坐下。护理者应站在患者的患侧，扶住患侧肢体，但不要用力拖拽患肢，以免导致患肢肌肉或关节损伤。

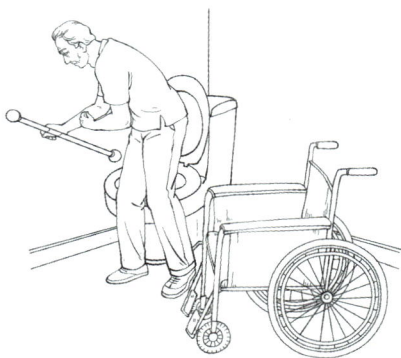

中风患者如厕

23. 如何与中风患者交流？

人是社会的一员，需要在社会的互动中实现自己的价值。人与他人、家庭和社会的互动，也就是人际交流，是人最基本的生活需要。人际交流的本质是交流思想、沟通感情。中风患者大多数是老年人，其本来的生活圈子就比较小，与他人的交流也较少。中风后，由于行动和语言上的困难，更易造成人际交流的缺乏。良好的人际关系和充分的人与人之间的交流无论是对中风患者的身体康复还是心理康复都是一剂良药。

那么，如何进行人际交流呢？首先，要做好各项准备工作，包括精神上的和物质上的。无论是患者本人还是其家人都应当重视人际交流在中风康复中的重要作用。其次，患者不要因为有语言、文字或肢体运动等方面的功能障碍而有畏难情绪，回避与他人的交流。当然，这说起来容易做起来难。这如同是原来耳聪目明的人突然变得耳聋眼瞎了一般，使人无法承受。最后，要记住，任何恼怒、焦虑、沮丧都于事无补，只有积极地康复才能使自己早日摆脱困境。

对于家人来说，应具有足够的爱心和耐心。中风患者，尤其是失语的中风患者，虽然语言交流有困难，但仍可以采用其他方法来表达意愿和情感，比如打手势、写字、画画等，因此，我们不要对他们表现出不耐烦。很多中风患者的交流困难是暂时的，康复训练可以使患者的交流能力有不同程度的改善。

24. 如何加强家庭生活中的人际交流？

尽管中风患者会有各种各样的功能障碍，但在家庭生活中，大家还是要尽可能把患者当作正常人看待，让其参与家庭生活。家人可就家庭生活的一些事情征求患者的意见，比如买什么菜、穿什么衣服、对某条新闻的看法等；还可以让患者参加一些简单的、力所能及的家务劳动，如剥豆、摘菜等。家人可以一边做家务一边同患者聊天，这不但可以锻炼患者的语言和肢体功能，还有助于恢复患者的家庭功能乃至社会功能。

此外，还可以经常邀请一些亲朋好友来家中坐坐，创造条件让患者接触外界的人和事，让新的信息刺激患者的大脑，促进患者与他人交流。但要注意，来访者不宜过多过杂，谈话时应充分考虑患者的理解能力和表达能力，避免健康人之间交谈热烈而把患者冷落在一边。

如果身体状况许可，患者可在家人的陪伴下走出家门，到社区中进行康复锻炼，这样患者与外界的人和事就会有更多的接触机会。与他人交流范围的扩大，不仅有利于患者的躯体功能康复，还有利于患者的心理康复，能使患者早日回归社会。

25. 什么时候开始康复锻炼最好？

中风患者常常会有偏瘫或一侧肢体肌力减退。尽早进行瘫痪肢体的康复锻炼能够促进身体的血液循环和大脑的新陈代谢，促进瘫痪肢体的功能恢复，防止瘫痪肢体肌肉挛缩和强直，增进身体健康，使后遗症减少到最低程度，降低中风的病残率，并使患者以积极的态度对待疾病，改善患者的精神状态。

虽然医务人员提倡康复锻炼越早越好，但是患者和家人往往对早期锻炼顾虑重重，特别是脑出血患者，更是担心早期活动会引起再出血。其实，康复锻炼引起再出血的可能性很小。脑出血患者进行康复锻炼，只要血压平稳，动作不猛，就不会引起再出血。有高血压、冠心病等其他疾病的患者常常担心康复锻炼会引起血压波动和心脏病发作。事实上，康复锻炼是循序渐进的，只要避免过度劳累和用力过度，一般不会有这些情况发生。

一般来讲，中风患者度过危险期后就可以进行康复锻炼。

缺血性中风后，只要不影响抢救，就应该采取措施保持患者的肢体处于良好的位置。如果患者生命体征（血压、脉搏、呼吸等）平稳，神经系统症状、体征不再发展，48 小时后即可开始康复治疗。出血性中风患者发病 2 周以后即可开始康复治疗。

专家细说中风

26. 中风急性期如何进行康复锻炼？

缺血性中风发病后 2 周内、出血性中风发病后 1 个月内为中风急性期。下面谈谈中风急性期康复锻炼的问题。

1）**选择正确的体位**　正确的体位有助于保持身体的协调与平衡，有助于防止肌肉萎缩。头、颈应在一条直线上，以保持身体平衡。坐位时，髋部屈曲，应将体重均匀分布于身体两侧。要注意保持患肢处于功能位置。瘫痪肢体的手指关节应处于伸展稍屈位，手中可放一块海绵。肘关节微屈，上肢稍外展，避免关节内收。髋关节和膝关节也应伸展，踝关节稍背屈，以防足下垂。为防止患肢畸形，可用矫形装置将患肢固定于功能位，如瘫痪的下肢可穿"丁"字鞋固定。

2）**进行肢体活动**　中风急性期，生命体征稳定后，在不妨碍治疗的前提下，应立即开始患肢的按摩和被动运动。

① 按摩：按摩可通过神经系统反射性地调节身体功能，使瘫痪肢体的血液循环和淋巴循环得到改善，营养局部皮肤和肌肉，增加肌肉和韧带的伸缩性，解除肢体的挛缩、畸形及肌肉痉挛。

按摩可使用按、摩、揉、捏四种方法，原则是先轻后重、由浅及深、由慢而快。每天 2 次，每次 20 分钟。具体方法如下：

a. 上肢按摩：用两手由上而下捏拿患者瘫痪的上肢肌肉，然后重点按揉和捏拿肩、肘、腕关节，最后用左手托住患者的腕部，用右手活动患者的手指。每次 5 分钟。

b.下肢按摩：用两手由上而下捏拿患者瘫痪的下肢肌肉，然后重点按揉和拿捏髋、膝、踝关节，最后用手掌轻抚几遍下肢。每次 5 分钟。

c.腰背部按摩：患者取俯卧位，操作者站在患者右侧，用两手拇指按摩患者脊柱两侧，由上而下进行，并用手掌在其腰背部轻抚几遍。以上操作，每次 5 分钟。然后用两手由上而下捏拿患者患侧臀部及下肢后面的肌肉群，结束前轻抚几遍。以上操作，每次 5 分钟。

d.关节按摩：患者取侧卧位，患侧朝上，操作者按揉患者的肩、肘、髋、膝等关节。按摩时手法需刚柔并济，切忌动作粗暴。

② 被动运动：被动运动是指全靠外力（既可借助他人或自身健侧肢体，也可借助康复器具）来帮助肢体运动。被动运动可活跃肢体血液循环，牵伸肌腱和韧带，放松痉挛的肌肉，恢复关节的活动度。

对于肢体瘫痪严重不能自己锻炼的患者，护理者应帮助他们做被动运动，包括肩、肘、腕、指、髋、膝、踝等关节的内收、外展、旋转、屈伸等。

示例：患者取仰卧位，用健侧手拿起瘫痪的上肢，缓慢伸展和屈曲肘、腕、指关节，每次 10 分钟，上、下午各一次。

③ 主动运动：患者神志清楚、生命体征平稳后即可开展床上的主动运动训练。

a. 深呼吸和咳嗽：尽量深吸气，使胸廓充分扩张，然后将气吐尽，使胸廓容积变小。如此重复 1～2 分钟，而后轻轻咳嗽 2～3 声，每天重复数次。目的在于增加肺活量，增进肺的血液循环，有利于排痰，防止肺部感染。

b. 挺腹与收腹：吸气，使腹部尽量隆起，腹腔容积尽量扩大，然后缓慢收腹，使腹腔容积变小。如此重复 1～2 分钟，每天重复数次。目的在于增进腹腔血液循环，促进肠蠕动及腹腔脏器的功能，增进食欲，促进排泄。

c. 四肢肌肉的收缩与松弛：缓慢收缩四肢肌肉，然后放松。各肢体可轮流运动。如此重复 1～2 分钟，每天重复数次。目的在于使血管受到机械挤压、按摩，舒筋活血，促进代谢，防止肌肉萎缩，防止血栓形成。

d. 活动关节：缓慢屈伸、内收、外展、旋转各关节。如此重复 1～2 分钟，每天重复数次。目的在于舒筋活血，防止关节僵直。

e. Bobarth 握手：患侧手五指分开，健侧手拇指压在患侧手拇指下面，其余四指对应交叉，肘关节尽量向前伸直，以健侧手带动患侧手上举，在 30°、60°、90°、120° 位置视自身情况保持 5～15 分钟。注意：不要憋气或过分用力。

f. 桥式运动：患者取仰卧位，双手交叉，患侧手拇指在上方，双侧上肢肩关节屈曲呈 90°，肘关节伸展，膝关节屈曲，双脚底平踏在床面上，用力使臀部抬离床面。治疗者可以站在患者的患侧，一手放于患侧膝关节的稍上方，在向下按压

163

患者膝部的同时向其足前方牵拉患者大腿，另一手帮助患者抬起臀部。随着患者的进步，治疗者可在逐渐减少帮助的同时，要求患者自己控制。患者在完成此动作时，要尽量使臀部抬离床面，并保持不摇晃，两膝关节尽量并拢。抬离高度以患者的最大能力为限，但不要过分用力、憋气。时间可从5秒钟开始，逐渐增加至1~2分钟。每天可做2~3次，每次做5下。这个动作对锻炼腰背肌、臀肌、股四头肌很有好处，有助于防止甩髋、拖足等不良步态的发生。

g. 床上移行：以健侧手为着力点，以健侧肢体为支点在床上进行上下移行。健侧手握紧床头栏杆，健侧肢体帮助患肢直立于床面，如桥式运动状，臀部抬离床面时顺势往上或往下移动。如果患者健侧手肌力达到5级，可以让患者用健侧手抓住床边护栏，将健侧脚插入患肢膝关节下向健侧或患侧翻身。

h. 翻身：翻身是重要的治疗性动作，但要遵循循序渐进的原则，先被动翻身，再逐渐过渡到主动翻身。被动翻身前要向患者交代动作要领，要求患者用健侧肢体协助患侧肢体进行翻身。无论向健侧翻身还是向患侧翻身，都应将患侧肩放在不引起痉挛的位置。患者在掌握了一定的被动翻身技巧、躯干控制能力改善后，协助者可逐渐减少帮助，使其过渡到主动翻身。

主动翻身的方法有两种：

第一种，患者两手十指交叉，掌心相对，放在身体中线位置，然后两臂伸直，上举过肩。两膝弯曲，两脚平放在床上。

若向患侧翻身，患侧膝关节可不用弯曲（这样翻过来后髋关节在伸直内旋位，可防止将来行走时髋伸不直）；若向健侧翻身，患侧膝盖要放在健侧膝盖上面（这样翻过来后可使患侧肢体处于正确的位置）。把头转向要翻的一边，用手引导躯干旋转，随后腿再跟上。

第二种方法又分两种。一种是翻向健侧的方法：患者用健侧手将患侧手放在胸前，健侧脚插到患侧腿下面，把患侧腿放在健侧小腿上，在转头和肩的同时，用健侧脚向患侧用力蹬床，身体跟着转过来。另一种是翻向患侧的方法：将患侧臂移向身体外侧，拇指指向床头，使健侧腿随膝部立起，抬头，颈前屈，转上半身，同时将脚稍向外移，然后向外侧蹬床，身体随着转过来。

如果患者做以上翻身动作有困难，可选做主动辅助运动，即在床的两边各固定一条带子，用手拉带子来协助进行翻身训练。

27. 恢复期应该怎样进行坐位训练?

1）从卧位过渡到坐位的准备工作　当患者能自行翻身后，可将训练体位改为坐位。在坐起前，患者应先做些适应性训练，即先被动地逐渐抬高头部和上身，以防一下子坐起来后出现体位性低血压。先抬高床头，练习坐起，从 30°开始，逐渐增大角度、延长时间，然后过渡到双脚下垂，坐于床边。

2）**姿势的纠正**　偏瘫患者坐位时应使髋关节屈曲接近90°，脊柱宜伸展，双侧上肢伸展位放在床前桌上。乘坐轮椅时，可在背后放置木板，使躯干保持直立（在患者未获得坐位平衡之前，不能撤掉靠背）；臀部要尽量坐在轮椅坐垫的后方，以防身体下滑；在患者身体两侧最好放些保持性物品，以防患者歪倒；如果有伸膝疼痛症状，可在膝下加垫，使膝关节略弯曲，以减轻疼痛。

3）**起床方法**

①由健侧起床：嘱患者以 Bobarth 握手将上身尽量移近床边，健侧脚置于患侧脚下方，利用健侧下肢将患侧下肢抬起，带动患侧肢体移出靠近床边放下，以健侧肘关节撑住床面。护理者可从正面扶住患者的患侧肩，另一手向床边移动患者交叉的下肢，以患者的臀部为轴旋转，即可帮助其完成起床动作。

②由患侧起床：准备工作同"由健侧起床"。起床时，以健侧手掌撑住床面以助起床。

4）**坐位平衡训练**

①静态坐位平衡训练：患者取床边坐位（刚开始时尽量让患者把臀部向床里面坐），双手支撑在床面上，双脚平放在地面上，以增加支撑面积。当患者可以坐稳后，逐渐增加难度，把臀部的位置逐渐由床里向床边移动，由双手支撑改为单手支撑，手扶膝部变为双手抬起，逐渐减少身体与床的接触面积。

②动态坐位平衡训练：患者取床边坐位，在单手支撑或

双手抬起的情况下进行作业训练，如木钉板作业、套圈作业、控球作业、滚筒作业等。根据患者的情况，把木钉板、套圈、滚筒等放在不同的高度、位置，调整训练的难易度。

注意：在训练中，患者要保持双脚并拢着地，如果床过高，可在脚下垫木箱等，使髋、膝、踝关节保持屈曲≥90°；保持躯干和头位于中间位；单手支撑进行动态训练时，要尽量抬起健侧臀部，增加患侧负重。

28. 如何进行坐位转移训练？

坐位转移训练可使患者完成在床、椅子、轮椅或坐便器之间的转移，增加患者的活动范围，同时也可为以后的站立训练打下基础。

1）**斜角转移训练**　患者坐在轮椅上，椅子放在健侧，使轮椅及椅子之间的夹角呈30°～45°；刹住轮椅刹车，患者将重心逐渐向轮椅前部移动，身体逐渐向椅子靠近；患者用健侧手握住椅子近端的扶手，身体前倾，从轮椅上坐起，然后将健侧手从椅子近端扶手转移至远端扶手，以健侧手及下肢为支撑点，以健侧下肢为轴旋转身体，使臀部正对椅子，身体前倾坐下，完成转移动作。

2）**直角转移训练**　将椅子与轮椅（或床与轮椅、轮椅与坐便器等）呈90°摆放，其他步骤同前。

29. 如何进行站立行走训练？

1）站起训练　患者双脚平放于地面，两腿分开与肩同宽，脚尖和膝部成一垂直线。双手以 Bobarth 握手尽量向前伸展，低头、弯腰、收腹，重心逐渐移向双下肢，辅助人员双手拉患者肩关节帮助其站起来。如果患者患侧肢体力量较弱，不能踩实地面，辅助人员可用双膝抵住患者患侧肢体的膝关节，用双脚夹住患者的患侧脚，患者将双手置于辅助人员的腰部，借力站起，但不要用力拉扯辅助人员的衣服，以防跌倒。

2）扶持站立训练　家人在患侧保护，患者可自己扶着床栏、门、椅子等练习站起。患者将身体重心置于健侧，刚开始时可仅站立数秒，以后逐渐延长至数分钟，然后逐渐将重心移向患侧。反复练习，直到能独立站立。

3）主动站起训练　开始训练时，座位可以高一些。患者首先将患侧脚慢慢平放在地面上，逐渐伸直患侧腿，支撑体重，待患侧腿支撑稳定后，健侧脚着地，完成站立动作。随着患者的进步，逐渐降低座位高度。进行站起训练时，家人一定要注意保护患者，开始时可站在其患侧适当扶持一下，直到患者能自己完成动作。要特别注意患者患侧腿突然不能支撑而倾倒的情况。

4）重心转移训练　让患者立于床尾栏杆处，双手分开（与肩同宽）抓住栏杆，双目平视，双下肢分开（与肩同宽）站立（有条件的可在其患侧脚底垫一 30° 斜角的木板，以利于患侧肢膝关节伸直），嘱患者收腹挺胸直腰往下半蹲，体会重心由髋部渐至双下肢的感觉。每天 2 ~ 3 次，每次 15 分钟。

5）行走训练 当患者能站稳 10 ~ 15 分钟而无疲劳感时，即可开始行走训练。护理者站在患者患侧，患者健侧手扶手杖，嘱患者先出手杖，迈患侧腿，向患侧移动身体重心（护理者辅助患肢膝关节支撑重力），再迈健侧腿，完成一个步行周期。反复练习，直到能独立行走。

6）上下楼梯训练 上楼梯比下楼梯容易。训练应在康复医生的指导下进行。应从 10 厘米高度开始逐渐训练。以带护栏的防滑木梯为宜，不要擅自进行训练。

30. 如何预防和处理肌肉痉挛和疼痛？

正常情况下，大脑皮质对脊髓有抑制作用。中风使锥体束受损后，肌肉因为失去了大脑皮质的控制而出现反射性张力增高，有的甚至达到了痉挛的程度，并产生疼痛，这称为中枢性瘫痪，又称痉挛性瘫痪。如果中风损及丘脑，会产生肌肉疼痛。

处理肌肉痉挛、缓解肌肉疼痛是促使瘫痪肢体恢复功能的重要环节。

1）抗肌痉挛体位的摆放 正确的体位摆放有利于抑制痉挛模式，预防关节挛缩，因此，从患者住院第一天起，就应该注意床上的体位。一般以侧卧位为主，早期避免使用半卧位，以免强化痉挛模式，注意各关节功能位摆放，并不断改变体位。

2）**按摩**　按摩是调节运动中枢兴奋状态、缓解肌肉紧张的有效手段，可预防废用性肌肉萎缩或营养性肌肉萎缩。开始时动作要轻柔，以后逐渐增加力度。肌张力低的患者按摩力度可稍大点。一般每次按摩半个小时左右。

按摩可采用以下手法：

① 推：用手掌大、小鱼际在患者四肢做向心性推，以促进静脉回流。反方向推能促进血液循环。

② 捏：在患侧肢体肌肉丰满处用五指捏。

③ 剁：五指并拢伸直，尺侧（小指侧）对准患肢，手腕用力，两手交替上下剁。

④ 揉：用鱼际肌稍加压力在患侧肢上以顺时针方向做小圆圈运动，并逐渐移动位置。

⑤ 滚：用手掌尺侧面的背部及掌指关节背侧突起处在操作部位上做来回翻掌、旋转的动作。

3）**被动或主动牵拉运动**　痉挛是由于牵张反射亢进所致，应运用平稳的手法，对痉挛的肌肉进行由轻而重、反复多次的被动牵拉，使牵张反射转向抑制，痉挛肌肉放松。以后，在患者瘫痪肢体功能逐步恢复的基础上，鼓励患者主动、持久地锻炼。不论是被动运动还是主动运动，对防止关节挛缩、僵直和肌肉萎缩都有好处。每天活动 3 ~ 4 次，时间由短到长。待肢体肌力有所恢复后，可进一步训练手的精细动作，如抓握、捻动、系纽扣、用筷子、翻书报等，以提高生活质量。

4）**辅助治疗**　针灸、理疗等可起到良好的缓解痉挛的作用。

5）**手术治疗**　对于严重痉挛，物理治疗及药物治疗效果不佳，因痉挛造成关节挛缩畸形的患者，可以考虑手术治疗。

31. 共济失调如何处理？

共济失调是由于神经系统的损伤而引起的运动不协调和平衡障碍。共济失调严重影响患者的步态和活动能力，运动的随意性以及姿势的稳定性、平衡性、准确性等都会出现问题。对于重度共济失调的患者，可使用四足手杖、带前轮的助行器等帮助患者建立可靠的平衡。

32. 在家中如何进行简易的平衡训练？

1）**坐位平衡训练**

① 患者坐在床上，背部无支撑，脚平放在地板上，手放在前方的桌子上，伸展脊柱，前倾骨盆。

② 在①的位置上，练习向各个方向移动重心，练习骨盆的运动。进而抬起一只手拿取物品，但仍要保持躯干稳定、骨盆前倾和脊柱伸直。

③ 一旦患者能不用支持物而坐稳片刻，就可以轻轻地推

或拉他，使他的重心轻微移位，以激发他的自动平衡反应。刚开始时，要告诉患者注意在被推动时保持平衡，以后可在其不注意时推他。

④ 一旦患者能双上肢游离地进行其他功能活动，就要让其将上肢在空间的不同地方定位、交替轻拍，并练习向各个方向拿放物体。

⑤ 一旦患者能双上肢游离地活动而无须支持，就可做准备站起的练习。

⑥ 在患者前方一定距离处竖一根体操棒，治疗者握住体操棒上端，体操棒下端立在地板上。患者坐在较低的床上，背部无支撑，双脚平放在地板上，双上肢伸直向前，双手握住体操棒，治疗者将体操棒向患者方向轻轻地推，从而对他的上肢和肩胛带进行压缩，促使这些部位稳定。

⑦ 让患者坐在一个高度与椅子相近并由治疗者稳定住的体操球上，双上肢支撑在前方的小桌上，在保持骨盆前倾和脊柱伸直的情况下，利用球的灵活性练习向各个方向转移重心。以后逐渐过渡到单手扶桌、不扶桌练习。

2）立位平衡训练

① 平行杠内平衡训练：患者站在平行杠内，先练习用健侧手拉住平行杠站立，然后练习健侧手按在平行杠上站立，最后让健侧手离开平行杠站立，并逐渐延长训练时间。脚下动作：双脚横向分开→双脚前后分开→双脚并拢→单脚前后交替踏出。

② 平衡板立位平衡训练：将平衡板放在平行杠内，患者和治疗者一起站在平衡板上，患者双脚左右分开站立，治疗者位于患者身后，双手置于患者骨盆处给予保护，然后缓慢摇动平衡板。或者患者双脚前后分开站立，治疗者站在患者一侧给予保护。

③ 练习在窄道上行走和步距对称：患者在地板上预先标好的脚印上行走。

④ 练习对称地步行：可采用与节拍器或音乐同步、与治疗者的记数同步、与患者自己的记数同步等方法。

⑤ 训练步行和推进步态活动：可让患者走和越过障碍物、弯腰拾物或拿取物品，以改变重心的高度。

⑥ 利用体操球进行立位平衡训练：患者站立，治疗者站在患者身后，双手放在患者骨盆部位给予保护，患者双手交替拍打体操球。

33. 如何进行协调性训练？

1）双上肢交替运动

① 双上肢交替上举：左右臂交替上举过头，并尽量伸直，速度可逐渐加快。

② 双上肢交替屈肘：双上肢向前平举，然后左右交替屈肘拍肩、伸肘，速度逐渐加快。

③ 双上肢向前平举，左右前臂交替旋前、旋后。

④ 双手同时用五指轮番敲击桌面。

2）双下肢交替运动

① 坐位，左右交替伸膝、屈膝。

② 坐位，左右交替抬脚踏步。

③ 坐位，双小腿外展后内收，内收时左腿放在右腿前，然后再外展内收，内收时右腿放在左腿前，如此交替进行。

3）方向性、定位、稳定性训练

① 接住抛过来的软球。

② 在纸上画圈圈。

③ 患者与治疗者对指，治疗者手指不断改变位置。

4）全身协调性运动　如原地踏步、跳绳、划船、打太极拳等。

5）Frenkel 体操

① 坐位下训练

a. 让患者用脚接近治疗者的手，治疗者每次都要变动手的位置。

b. 患者下肢抬起，再踏在预先画好的脚印上。

c. 静坐数分钟，不能摇动。

d. 双脚、双膝并拢，站立，坐下。

② 站位下训练

a. 让患者在一条直线上前后移动双脚。

b. 让患者沿曲线行走。

c. 在地上画两条平行线，让患者在平行线间行走。

d. 尽量准确地按所画的脚印行走。

34. 如何处理眩晕？

处理眩晕，除了可用茶苯海明、奋乃静（羟哌氯丙嗪）等药物外，还可进行体操练习。

1）**眼体操**　坐位或卧位，每次 15 ～ 30 分钟，每天 2 次。步骤如下：

① 上下运动 20 次，先慢后快；

② 左右运动 20 次，先慢后快；

③ 对角运动 20 次，先慢后快；

④ 紧盯住面前移动的手指，手指移动范围是面前 33 厘米至 100 厘米。

2）**改良眼体操**

① 睁眼和闭目下从坐变为立；

② 从一手向另一手抛球（眼水平以上）；

③ 从一手向另一手抛球（膝水平以下）；

④ 从坐到站，在中途转身；

⑤ 先睁眼后闭眼走过房子；

⑥ 先睁眼后闭眼上下斜坡；

⑦ 在床上坐起和躺下；

⑧ 从椅子上站起和坐下；

⑨ 当被向各个方向推时，恢复平衡；

⑩ 投球和接球；

⑪ 做需要弯腰、伸腿和命中目标的游戏，如打保龄球、掷木盘等。

以上动作各练习 10 次。

3）头体操 先睁眼慢慢地做，然后加快，最后闭目做，各 20 次。步骤如下：

① 前屈后仰；

② 左右旋转；

③ 左右歪头。

35. 需要为患者准备哪些康复器材？

患者出院后仍然要进行康复训练，因此，在家中设置一些康复器材是非常必要的。

1）助行器 助行器是最为常用的康复器材，它可以帮助截瘫和下肢肌肉功能损伤的患者稳定站立和行走。对于这些患者来说，助行器是他们日常生活中不可缺少的康复器材。常见的助行器有手杖、腋杖、臂杖、移动式助行架和轮椅等。

① 手杖：尽量选择可调式手杖，它可以根据患者的身高调节长短，使患者在使用中不会感到不便。如果市场上只有不可调的手杖出售，可带着患者一起去购买。让患者上臂自然下垂，肘部弯曲 45°，掌心到地面的垂直距离就是手杖的适宜长度（注：可调式手杖也应按此长度调节）。由于各种手杖（包括腋杖、臂杖）都要求患者用手握住杖柄，因此，

患者的握力及上肢关节的功能应该没有明显的异常。如果患者臂力较弱或上肢有疾病，可以选用多脚杖以加强稳定性。

②腋杖和臂杖：腋杖和臂杖适用于下肢功能损害较重的患者。选择腋杖时，让患者自然站立，从小趾前15厘米处到患者腋窝的距离就是腋杖的长度。把手的位置应该位于患者肘部弯曲30°时的腕背处。

③助行架：对于下肢功能损害严重的患者来说，应首先让他使用助行架。助行架本身是稳定的，是四脚着地的，人可以把自己的体重托付给它，这一点手杖和腋杖都做不到。助行架分步行式助行架和轮式助行架，选购前，应咨询康复医生，确定适合患者的种类，并在使用前进行必要的训练。

④轮椅：轮椅适用于双下肢无法行走或上下肢功能均减退的患者，是最常见的康复工具。选购轮椅也有讲究，如果选购的轮椅尺寸不适合患者，有可能使患者坐骨结节周围、股骨周围、腘窝周围和肩胛骨周围的血液循环受到影响，容易出现皮肤磨损，严重的甚至会造成褥疮。

选购轮椅应注意以下几个方面：a.座位宽度：患者坐好后，臀部与轮椅两侧的距离应为2.5厘米。b.座位长度：患者坐好后，腘窝与座位前缘的间隙应该有6.5厘米。座位长度过短，会使坐骨结节承受太多的重量，容易在坐骨结节处产生褥疮。c.靠背的高度：应根据患者的坐高及上半身功能情况而定。

轮椅在使用过程中应注意保养，轴承应经常加油润滑。如果长时间不用，需将轮椅擦拭干净，在轴承处加油，给轮胎充气，放置在阴凉、干燥的地方，这样下次使用时就不会出现故障。

2）**手指展开器**　手指展开器是木制的，可以用来防止手指挛缩和关节变形。

3）**滚筒**　滚筒是一个可以滚动的软长圆柱体，可用来训练上肢粗大运动的协调性，增加上肢关节的活动度。

4）**木钉板**　木钉板可用于训练偏瘫患者的上肢功能及运动协调性。木钉板有大、中、小号，可根据患者手及上肢功能障碍的情况选用。

5）**几何图形插板**　几何图形插板主要用于训练患者的抓握能力、手眼协调性、上肢感知能力和大脑对图形的识别能力。

6）**踝关节矫正板**　踝关节矫正板是一块楔形板，分为木质楔形板和可调节金属楔形板。患者固定站立时可将矫正板置于脚下，用于矫正踝关节畸形。

7）**运动垫**　运动垫可用于偏瘫患者的坐位或卧位训练，可训练偏瘫患者的翻身、桥式动作、坐起、坐位移动、手膝位爬行，还可在垫上进行被动手法治疗或穿脱衣训练等。

8）**平行杠**　利用平行杠，患者可在治疗者的帮助下进行站立训练、步行训练、肌力训练、关节活动度训练，或与平衡板、内收矫正板、内旋矫正板、内翻矫正板、外翻矫正板等配合使用，在相应的训练中起辅助作用。

9）**声音感应开关**　这个开关可以与电脑连接，成为一个输入装置，也可以操控单按式游戏。它有两种功能可供选择：

一是鼓励有语言障碍的患者发声，二是改善患者的行为表现（如减少尖叫）。声音感应开关使用方便，将收音器放在患者的口腔前端，只要患者发出声音的音量达到预设的水平，就可以启动开关操控单按式游戏，预设的音量可按患者的能力及康复训练的需要进行调校。如果用于改善患者的行为表现，只要患者安静一段时间，就可以启动开关。也就是说，患者只要保持安静一段时间，就可以继续进行单按式游戏。

36. 康复训练应该掌握的原则有哪些？

中风后康复是一个循序渐进的过程，需要患者和家人有很大的耐心和毅力，不能操之过急。中风患者进行康复锻炼时要注意遵守以下原则：

① 宜早不宜迟。尽早开始康复锻炼，以期达到最佳康复效果。

② 持之以恒，坚持不懈。以每天间歇锻炼数次为佳，否则锻炼的效果不易巩固。

③ 循序渐进，劳逸结合。应逐渐增加运动的难度和运动量，特别是有心血管病的中风患者，避免出现心跳过快（每分钟不能超过 140 次）和心律失常，以及血压过高（不能超过 200/120 毫米汞柱），避免屏气动作及过度用力。如果运动后出现肌肉紧张，说明运动量已经过大。

④ 因人而异。要根据患者的病情和身体状况选择适当的

锻炼方式和活动量。

⑤ 注意安全，防止意外。无论是主动运动还是被动运动，力量和幅度都要适当，避免造成肌肉、韧带拉伤和关节脱位等。翻身、体位移动和站立行走时应有适当的防护措施，以免发生坠落、跌倒等意外。

⑥ 加强正常肢体及躯干功能的锻炼，以代偿患侧肢体的功能。

⑦ 预防废用综合征，防止出现肩发僵、肢体挛缩畸形等后遗症。

⑧ 装配假肢和矫形器。为截肢者装配假肢可以在一定程度上恢复其生活自理能力和工作能力。为某些肢体畸形、运动异常的患者装配适当的矫形器，可以预防畸形进一步发展，补偿功能活动。

⑨ 可多种方法同时或交替使用，以最大限度地促进肢体功能恢复。

37. 中风患者的心理变化情况如何？

1）**震惊期** 疾病早期，患者语言、肢体功能出现障碍，精神处于麻木及休克阶段，朦胧地意识到大难临头，感觉"一切都完了"，表现为惊吓、迷惑、不知所措。此期非常短暂。

2）**否认期** 疾病超出了患者的心理承受能力，于是他很自然地采取心理防卫机制，表现为不承认自己中风，怀疑症状和体征的存在。此时患者的求生欲望很强烈，常有"死里逃生"的庆幸，但对于自己的病情和可能导致终身残疾的现实缺乏认识，没有心理准备，对康复的期望值过高，不承认会遗留残疾，认为自己能够完全康复。告知患者病情或预后是结束此阶段的方法之一。让患者看到周围与自己有类似疾病者的预后，也能逐渐使其认识到自己可能成为残疾人而结束否定阶段。此阶段可持续数周。

3）**抑郁或焦虑反应期** 随着治疗和康复的进行，患者逐渐意识到中风带来的后果，如运动、言语、感知觉障碍，甚至大小便不能控制，生活方式将从此发生巨大改变等，这一切使得患者感到自己成为家庭和社会的包袱而心灰意冷，对前途失去希望，表现为心境压抑、沮丧、苦闷、消沉、极度忧伤、兴趣索然、孤独无助、失眠乏力、自卑自怜、焦躁不安，不时穿插着焦虑和愤怒，甚至出现轻生的念头。此阶段持续数周至数月不等。

4）**反对独立期** 患者在意识到自身的病情后，往往会出现心理和行为的倒退，对康复不抱希望或期望值与现实不相符，表现为意志力减退、主动性差、惰性强、懒散乏力、精神不振；对他人过度依赖，生活上自己能干的事，比如吃饭、上下床、洗澡等，也依赖别人；不积极配合康复和治疗；不愿意出院；等等。他们没有勇气带着残疾去独立地面对社会，出院后也过多地依赖家人，缺乏积极、独立生活的心理和行为。

5）**适应期** 经过上述几个阶段，患者逐渐认识到中风后诸多症状通过积极的康复治疗和训练是可以改善的，并且从心理到行为逐渐开始适应，抑郁、悲观的情绪开始好转，行动上积极参加康复训练，努力争取生活自理并回归社会，参加部分或全部日常工作。

38. 中风后有哪些常见的心理变化？

1）抑郁　据统计，中风后合并抑郁症者占中风患者的40%～67%。中风后1个月到半年内为抑郁症发病的高峰期，中风后2年内均为并发抑郁症的高危期。

合并抑郁症的中风患者主要表现为情绪低落、悲伤、失望、易哭泣、消极厌世；思维活动减少，沉默少语，对日常活动及周围的人和事物丧失兴趣；无望，对前途悲观绝望，认为生活已无意义；行为迟钝，同时可伴有胸闷、腹部不适、食欲不振、体重减轻、睡眠障碍等躯体症状，并会出现死亡的念头或有自杀的行为。

抑郁症使得患者丧失康复欲望和参与意识，不能积极配合治疗，干扰和阻碍了中风患者的康复过程，严重影响患者的康复预后。同时，抑郁症还会直接导致中风的复发，并大大增加中风的死亡率（伴有抑郁症的中风患者死亡风险增加2.4倍）。因此，一旦发现患者存在抑郁表现，应及时带其到心理专科医生处就诊。

2）认知功能损害　中风早期即可出现局限性认知损害，

包括失语、各种形式的失用以及想象障碍等。一部分中风患者表现为记忆力差、注意力不集中、认识新的事物感到很困难，严重时甚至对人物、时间、地点的辨别都存在问题。

认知功能障碍是中风后的严重症状，是致残的主要原因。大脑半球左侧、前部，大脑中动脉供血区及大脑皮质损害，更易引起认知功能障碍。从事体力劳动者、神经功能缺损严重者、合并高血压或糖尿病者，认知功能障碍出现得早且更严重。

下面的问题可用来粗略了解患者是否伴有认知缺陷（如果回答正确的题数少于7题，就可以初步判断其存在认知缺陷）：

① 这是哪家医院？

② 你现在在哪里生活？

③ 今年是哪一年？

④ 现在是几月？

⑤ 你是哪一年出生的？

⑥ 你的生日是哪天？

⑦ 你多大年纪了？

⑧ 现在的国家主席是谁？

⑨ 国庆节是哪天？

对轻度认知缺陷的患者，除了可以在日常生活中加强提示和反复练习外，还可以使用简单的记事和日历卡、流程图和提示标志等来帮助记忆和完成基本生活活动。对重度认知缺陷的患者，家人应按医生的意见安排和照料他们的生活，外出要有人陪伴。

3）人格改变 人格改变是中风后极为常见的临床表现。处于人格衰退状态的患者对任何新事物都不能适应，微小的改变也可能使其产生焦虑、烦躁或抑郁情绪。患者变得易怒、不耐烦、退缩，常有意地避免新的经历，使自己陷于一种一成不变的生活。患者可出现情绪失控，表现为不自主地大哭或大笑，稍不顺心就如大难临头。家人会觉得和患者难以相处，甚至觉得患者处处存心刁难。这类人格改变，既影响患者的康复，又给其亲属造成了沉重的负担。对于患者的人格改变，家人和护理人员应有充分的认识，并给予足够的理解，尽量避免与患者发生争执，也不要期望患者会马上改善。

39. 家人应该怎样给中风患者心理上的支持？

1）震惊期 在医护人员积极抢救的基础上，家人应及时鼓励患者，妻子或丈夫的关爱和支持更为重要，它能缓解患者的压抑和焦虑，对患者康复可起到积极作用。

2）否定期 否定是患者为避免心理上的过大打击而采取的自卫机制，它对患者有一定的保护作用。因此，家人不宜将不良预后过早地告诉患者，在分析病情时，应重点给患者讲好的一面，鼓励其积极进行康复训练，对今后的前途不做过多设想，以免引起患者情绪波动。只有当否定反应过激，影响康复治疗的进行时，才需要采取疏导的方法帮助患者，使其心理向正面、积极、良好的方向发展。

3）抑郁或焦虑反应期　家人的关爱、支持能消除患者的孤独感、废用感和自卑感，增添快乐，消除抑郁。家人应多与患者交流，使患者了解疾病的治疗过程，充分调动其主观能动性。家人要加倍注意患者的情绪变化，积极设法帮助患者渡过这一阶段。必要时，可陪同患者求助于心理医生，进行支持性心理治疗，指导患者学会放松技巧来消除不良情绪。

4）反对独立期　家人要多与患者交谈，了解其心理变化，让患者充分了解恢复期功能锻炼的重要性，主动接受医护人员的指导。家人应该和患者一起积极参与制订康复计划，以充分发挥患者的主动性。在进行康复锻炼时不要催促，在患者取得进步时要给予鼓励。在患者进行功能锻炼时，家人或护理人员应在旁提供保护和指导，增强患者的安全感，消除患者的顾虑。应鼓励患者生活自理，自己穿衣、吃饭、刷牙、洗脸、如厕等。

5）适应期　在家庭生活中，要关心、体贴、尊重患者，把患者当成正常人，让其参与家庭日常活动。可以和患者一起讨论一些家庭琐事，比如今天吃什么菜、穿什么衣服、对电视节目或新闻的看法等。还可以邀请一些亲朋好友来家里走访，和患者交谈，使患者及早适应新的社会和家庭角色。鼓励患者走向社区，参加"中风俱乐部"，和其他患者互相帮助、互相扶持。帮助患者重新调整病后的学习、生活、工作内容，培养兴趣爱好。鼓励患者参加娱乐活动，增加他们生活的乐趣。鼓励患者坚持康复训练，争取恢复到最佳状态。

40. **如何帮助患者进行记忆康复？**

记忆是过去感知过、体验过和做过的事情在大脑中留下的痕迹，是过去的经验在人脑中的反映。记忆可分为瞬时记忆、短期记忆和长期记忆。中风患者常有记忆力减退，包括短期记忆障碍和长期记忆障碍。记忆障碍给患者的日常生活和工作带来了很大的麻烦，因此，记忆的康复很重要。

记忆康复的方法主要有：

1）**复述法**　要求患者无声或大声复述要记住的信息，复述的内容可以是数字、人名、地址、词汇等，逐渐延长刺激与回忆之间的时间间隔，增加作业量及作业难度。

2）**数字分段记忆法**　将一长串数字，如家人的手机号，分为几组让患者记住。每次打这个电话的时候都让患者亲自拨号，直至其最终记住这串数字。数字的长度可逐渐增加。

3）**看图片**　可以给患者看过去的照片，以唤起患者对往事的回忆。开始时可让患者看着图，向他讲述该图片的来历和当时的情景等，然后让患者复述或启发患者对当时的回忆，通过多次重复，最后由患者自己讲述。

4）**PQRST 训练法**　给患者一篇短文，按以下顺序进行练习：

P——预习要记住的短文内容；

Q——提问短文有关内容；

R——为回答问题再次仔细阅读；

S——复述短文内容；

T——回答问题以检验是否记住短文内容。

5）日常生活训练　建立一些日常生活常规，然后不断让患者重复和训练。比如，每次开门后将钥匙放在固定的地方，出门前也到那里取钥匙，反复多次强化后，患者每次出门都会从那个地方取钥匙。

6）记事　记事可以帮助患者减轻记忆力下降对其日常生活的影响。家人在记事本里分门别类地写下患者的个人情况、要记住的人名、每天的活动安排、未来一周的计划、服药时间安排、电话号码、常去的地方及路线等，让患者理解和记住记事本不同部分的内容类别、目的、名称。训练患者养成随身携带记事本、定时查阅记事本的习惯。逐渐训练患者把相关和必要的信息进行分类并记入记事本中。

7）运用活动日程表　将每天规律的活动制成时间表贴在患者经常活动的地方，以提醒患者在不同的时间完成不同的活动。

8）用药　有些药物在恢复记忆上有一定的作用，可配合记忆训练应用，如安理申、胞磷胆碱等。

41. 中风患者会出现哪些语言障碍？

中风造成语言障碍非常多见。对于中风后语言障碍，目前尚无特效药物，语言功能的恢复，主要依赖原发病的好转和特殊的功能训练。语言障碍的预后与语言障碍的程度、病灶的大小、病程长短、患者的年龄、病因、有无合并症、患者配合康复治疗的主动性以及环境等多种因素有关。一般来说，恢复最显著的时期是病后3～6个月，早期语言训练可获得较好的效果；病程在1年以上者及重症患者预后差；惯用右手者比惯用左手者预后差。

1）**运动性失语**　运动性失语是指患者的发音器官没有问题，也能理解别人的话，但不能用语言将自己的逻辑思维表达出来。患者完全不能讲话称完全性失语。不完全性失语的患者常有词汇贫乏、语言重复及讲话缓慢的表现，患者能说出一些单字、词组、句子，但是说话不流利。

2）**感觉性失语**　感觉性失语是指患者有说话的能力，但听不懂别人的意思和自己所说的话的意思，因而患者的讲话内容是混乱或割裂的，经常是答非所问，无法和别人进行正常的交谈。

3）**混合性失语**　混合性失语是指患者既听不懂又不会说。

4）**构音障碍**　由于中风后支配面肌和舌肌的神经瘫痪，导致"大舌头"，说话含混不清，这称为构音障碍，患者往往兼有口角歪斜、流口水等。如果患者的语言中枢未受损，那么患者其他的语言功能，包括理解别人的话、阅读报纸、看电视、写字等能力均完好。

42. 语言康复训练中要注意哪些问题？

第一，要多与患者面对面交谈，而且要像与正常人交谈那样和患者说话；每天给患者读报纸或书刊，这样可以通过视觉、听觉给患者以语言刺激。

第二，语言康复和肢体康复一样，越早开始效果越好。只要患者病情相对稳定，能耐受集中训练30分钟以上，就可以开始了，一般安排在早上进行为好。

第三，训练内容要适合患者的文化水平、生活情趣，先易后难，循序渐进，充分调动患者的积极性。

第四，训练者要有耐心，与患者交谈时要慢慢地说，句子要短，内容要简单，要让患者有充分的听、理解、应答时间，必要时可重复几遍。不要一连提出好多问题，使患者不能理解与应答。

第五，对不完全性失语的患者，在训练交谈时气氛要缓和、安静、亲切，使患者精神放松，这样交谈才能顺利进行，收效才比较好。

43. 失语患者如何进行康复训练?

1) **语音训练**　让患者模仿治疗者的发音，包括汉语拼音的声母、韵母、四声，并对着镜子看自己的口型是否和治疗者一致。

2) **听、理解训练**

① 单词辨认：首先出示实物或图片（如草莓、番茄、黄瓜），并讲解相应的词语，然后在患者面前放置一定数量的实物或图片，请患者指认。

② 执行命令：治疗者发出指令，让患者执行，如"把书本合上""把笔放在书本上"。当患者能完成后，逐渐增加指令的难度。

③ 记忆训练：给患者看一幅图片，然后根据图片内容向患者提问，要求患者回答"是"或者"不是"。也可以让患者听一小段故事，根据内容提问，回答方式同前。

3) **阅读理解训练**

① 视觉训练：摆出数张图片和相应的文字卡片，让患者进行组合训练。

② 听觉训练：摆出一组文字卡片，治疗者读出卡片内容，让患者指出相应的文字卡片。

③ 短文理解训练：让患者阅读一篇短文后，给出备选答案，让患者选出正确答案，或由训练者提问，患者回答"是"

或者"不是"。

4）书写训练

① 自发书写：让患者看图片后写下单词。

② 抄写：给出一些词或句子，让患者抄写。

③ 默写：让患者看文字卡片数秒钟或数分钟，然后默写。

④ 听写：让患者进行单字、短语、句子的听写。

5）口语表达训练

① 反义词或关联词训练：如大—小、男—女、黑—白、丈夫—妻子等。先和患者一起熟读，然后治疗者先说一个词，由患者说出对应的词。

② 复述训练：治疗者出示图片或文字卡，让患者跟着复述，患者熟悉后，出示图片，让其说出名称或读出文字。

6）朗读训练　先由治疗者朗读数遍，而后和患者一起朗读，最后让患者自己朗读，内容可以是单词、句子或者短文。

44. 构音障碍患者如何进行康复训练？

1）口腔操　教患者噘嘴、鼓腮、龇牙、弹舌等动作。每个动作做 5 ~ 10 次。

2）舌运动　张大嘴，做舌的外伸、后缩运动，将舌尖尽量伸出口外，舔上下嘴唇和左右口角，并做舌绕口唇的环绕运动、舔上腭的运动。每项运动重复 5 遍，每天 2 ~ 3 次。

3）发音练习　教患者学习发 "pa，ta，ka"，先单个重复，当患者能准确发音后，三个音连在一起重复。每天训练多次，直到患者熟练为止。

4）**呼吸训练**　如果患者存在呼吸不均匀现象，应先训练患者呼吸。双手摸患者胸廓，数1、2、3，嘱患者吸气；吸气后数1、2、3，嘱患者憋气；然后数1、2、3，双手向下轻压，嘱患者均匀呼吸。如此反复。也可教患者先用嘴吸气，再用鼻吸气，以调整呼吸气流，改善语言功能。

5）**音调训练**　如"语言"和"预言"、"事实"和"实施"等词语，这些词语的音调不同，大多数构音障碍患者在读这些词的时候都表现为音调单一或音调低。可让患者进行唱音阶训练，由低到高。

6）**音量训练**　让患者数数，音量由小到大，再由大到小，反复进行。

7）**语言节奏训练**　让患者朗诵诗歌，治疗者在旁边敲击节奏。

45. 怎样进行思维障碍康复？

思维是心理活动最复杂的形式，是认知过程的最高级阶段，是大脑对客观事物概括和间接的反映。中风可造成思维障碍，即思维过程发生了紊乱。

思维障碍有多种分类，目前临床上倾向于分为四类：a. 思维速度障碍，如思维过快（意念飘忽）或过慢；b. 思维形式障碍，也称联想障碍，主要表现为联想结构的松弛，缺乏目的指向，象征误用，不合逻辑；c.思维控制障碍，指患者感到思维不属于自己，思维活动失去自主性，或觉得被外力控制；d.思维内容障碍，如妄想、强迫观念等。

思维障碍的治疗可分为分别训练和综合训练等形式。每次训练45分钟，每天2次，每周训练6天。

1）分别训练

① 集中思维：要求患者能分析信息，辨别有关和无关信息，确定主题或要点，或找出人们已知的一个答案。

专门的作业有：

a.患者在一组物品中确定一个共同的主题。如给出"水桶""菜篮子"等，确定其共同部分为"有提把"。

b.提供部分或各种信息，让患者找出人们已知的答案。如提供"找木头""竖起帐篷""支起小桌子"，患者应说出"野营"。

c.提供句子、段落、会话，让患者从中抽出主要观点，把信息缩减为最突出的项目。

② 分散思维：目的是训练患者全方位地思考。

训练内容如下：

a.多义刺激：给患者一个字或短语，让他根据这个字或短语尽量多地造句子。如给"肩"字，他可造出"肩是身体的一部分""你真不必肩负这样重的担子"等。

b.答似是而非的问题：如"大的树也是老的树吗"等等。

c. 分析荒唐所在：如给出"温度上升到 25℃，他破冰冬游去"，请患者说出这句话的荒唐所在。

d. 解释一些不能从字面理解的成语：如"瓜田李下"。

e. 解释一些谚语：如"三个臭皮匠，顶得上一个诸葛亮"。

f. 解释寓言、歇后语、笑话、谜语：如"鹬蚌相争，渔翁得利"。

③ 训练患者采用多种思维方式。

a. 确定解决问题所需的信息量是否充足：如给出一个问题，让患者考虑解决此问题信息是否足够，有没有多余的信息。如果提供的信息无助于问题的解决，他应采用提问的方式收集必要的信息。

b. 根据三段论的原则分析和回答问题：如假定：小张钓到一条 2.5 千克重的鱼，他就会得奖；若他在本月内再得 2 次奖，他就已得了 6 次奖；小张没有钓到 2.5 千克重的鱼。问：小张得奖了没有？小张这个月能得 6 次奖吗？

c. 让患者去调解一个假定的争论：此时他要综合分析信息，应用各种思维和推理，根据双方都可接受的前提，提出一个妥协的方案。

④ 归纳推理：训练患者分析部分信息形成一个完整的概念，让患者根据信息做决定，分析因果关系等。

a. 完成未完成的故事：向患者提供故事的轮廓和局部细节，让他据此完成整个故事。

b. 根据情况提出处理意见：通过视、听，向患者介绍一些情况，让他提出处理意见。

c. 做决定：向患者提供一些情况，让他在几种解决方案中做选择，如告诉他"小张需要钱"，他应指出是去工作赚钱，还是去借或用其他方法；然后让患者做出与自己有关的决定，如"出门忘带钥匙怎么办"。

d. 让患者回答为什么之类的问题：如"为什么车子必须有轮子"等。

e. 让患者描述人在某种情况下的表情：如某人的钱包丢了，他面部的表情如何等。

f. 分析因果关系：向患者提供一件事的起因或后果，让他分析。如对患者说"开水洒到一个家庭主妇的手上"，他应答出手被烫伤的后果。

g. 类比思维：向患者提出一些问题，让他根据相似性进行考虑。如对他说"狗吠有如……咪"，他应说出"猫"。

h. 同义词、反义词：给出一个词，让患者说出这个词的同义词和反义词。

⑤ 演绎推理：训练患者向前或向后逐步处理信息并提出解决办法；找出省略了的前提；分析句子和段落，确定其错误等。

a. 向前或向后处理信息：如将车祸时间向撞车以前推，问患者从哪些环节入手可以避免车祸等。

b. 补足前题：如给出"所有的孩子都必须上学"和"小明是孩子"，患者要能推断出"小明必须上学"。

c.分析句子：请患者确定何处有标点符号、拼写和语法错误等。

2）综合训练　综合训练是训练患者在一个过程中综合地应用各种思维和推理，这种过程就是解决问题的过程。

解决问题的训练作业如下：

① 指出报纸中的消息：取一张当地的报纸，首先问患者有关报纸首页的信息，如标题、日期等。如回答无误，再请他指出报纸中的专栏，如体育、分类广告等。回答无误后，可训练他寻找特殊的消息，如当天天气情况如何。若仍无错误，再训练他寻找一些需要由他做决定的消息，如从平时的交谈中得知患者想要购买一台数码相机，可取出有数码相机广告的报纸，问患者希望购买什么牌子和多少价位的数码相机，让他从报纸上寻找较为符合条件的，再问他是否想去购买。

② 排列数字：给患者三张数字卡，让他由小到大将顺序排列好，然后每次给他一张数字卡，让他根据其数值的大小插进已排好的三张数字卡之间，正确无误后，逐渐增加数字卡的数量，最后问他其中有什么共同之处（如有些数字是奇数或偶数，有些互为倍数等）。

③ 问题的处理：例如，问患者刷牙时应该先将牙膏放在牙刷上还是先取出牙膏和牙刷，回答正确后可以让他分析更为复杂的动作，如煎荷包蛋等，让他自己说出步骤，如漏了其中的某一步或几步，可以问他"这一步应该放在哪里"。如果患者回答正确，可以向他提出一些需要他在其中做决定

的困难处境，看他如何解决，如问他"钱包丢了怎么办"等。

④ 从一般到特殊的推理：根据问题，缩小范围，推理出结果。如在有关运动的话题中，可向患者提出哪些运动需要跑步，哪些需要用球，哪些队员有身体接触等，这时患者必须排除一些不符合上述条件的项目。如果回答正确，可以让患者假定治疗者从杂货店买回食品，让患者通过提问的方式猜出买的是什么。鼓励他先问一般的问题，如"它是植物吗""是肉类吗"等。治疗者回答后，他再进一步问较为特殊的问题，如回答是植物，他可以再问"是黄瓜吗""是番茄吗"。刚开始的时候，允许他通过无数次提问来猜出结果，以后要逐渐限制他的提问次数。

⑤ 分类：给患者一张列有 30 种物品的单子，并告诉他这些物品各属于食品、家具、衣服这三类中的一类，让他进行分类。若分类成功，则要求患者作更为精细的分类，如将食品细分为蔬菜、肉、奶制品等。成功后，可以再给他一张清单，上面写有成对的、有某些共同之处的物品名称，如椅子—床、书—报纸等，让患者分别回答每一对物品有什么共同之处。

⑥ 做预算：让患者假设一个家庭一年中每月在房租、水、电、食品等方面的开支数目，然后问患者哪个月用电最多。回答正确后，让他算算各项开支每年的总费用是多少。回答正确后，可问患者这个家庭每月需要多少钱才够生活，每星期需要多少钱。

46. 如何帮助患者进行注意障碍的康复？

注意是心理活动对一定事物的指向和集中。注意功能发生障碍称为注意障碍。可采用如下方法帮助患者进行注意障碍的康复：

1）**猜测游戏** 取两个透明玻璃杯和一个弹球，在患者的注视下将一个杯子倒扣在弹球上，让患者指出哪个杯子中有弹球，反复数次。无差错后，改用两个不透明的杯子，操作同上。无差错后，改用三个或更多个不透明的杯子和两只或更多颜色不同的弹球，重复上述操作。

2）**删除作业** 在16开白纸中部写几个大写的字母，如"KBLZBOY"（也可以根据患者的文化程度选用数字、图形等），让患者用笔删去指定的字母"B"。成功后，改用两行小一些的字母，以同样的方式进行数次。成功后，改为纸上同时出现大写和小写字母，让患者删去指定的字母（大写和小写的），反复数次。

3）**培养时间感** 对注意力分散的中风患者，治疗者要在日常生活中培养患者的时间感。让患者在规定的时间内完成任务，同时让患者每天做些自己感兴趣的事，但时间不要过长。患者在做作业时，尽量保持环境安静，以后再逐渐过渡到正常的环境。

4）**数目排序** 让患者按顺序说出或写出 0 ~ 10 的数字。

成功后，改为让患者按奇数、偶数或逢10的规律说出或写出一系列数字。成功后，可变换方向，如由小到大改为由大到小，等等。成功后，向患者提供一系列数字中的前面四个数，这些数字是有规律的，比如后一个比前一个多"4"，让患者依次说出后面的数。

5）**代币法**　在30分钟的治疗时间内，每2分钟记录一次患者是否注意治疗任务，连续记录5天作为行为基线。然后在治疗中应用代币法，每次患者能注意治疗就给予代币，每次治疗中患者得到的代币数要达到给定值才能换取喜爱的实物。当患者的注意力改善后，可逐步提高给定值。

47. 中风后为什么会出现排尿和排便障碍？

中风患者除了饮食之外，最常遇到的困难就是大小便的问题，这也是中风患者常常感到自卑、对生活失去信心和兴趣的原因，有些患者为了避免尿失禁或大便失禁甚至不敢喝水或进食。作为家属，我们要理解患者，不能厌烦甚至嘲笑患者；要向患者解释这是疾病的正常表现，我们可以通过努力来妥善处理这些问题。

中风患者常见的排尿障碍包括尿潴留和尿失禁。研究表明，高龄患者更容易发生排尿障碍，而与性别及中风的危险因素，如高血压、糖尿病、心脏病、吸烟、饮酒等无关。如果患者同时存在前列腺疾病，则更容易发生急性尿潴留。

人的大脑皮质额叶上部是逼尿肌运动中枢，旁中央小叶控制尿道外括约肌、盆底肌、肛周肌等骨骼肌活动，如果上述两个中枢受损，就会出现自主排尿功能的丧失，表现为持续性尿失禁或尿潴留。

脑干、小脑是协调控制整个运动神经活动的重要中枢，是膀胱逼尿肌和尿道外括约肌感觉冲动的主要上传通路。脑干、小脑受损，可能导致逼尿肌和尿道外括约肌收缩的协同失调。

各部分脑组织损伤都可以出现排尿障碍。脑出血形成的血肿以及局部脑组织水肿产生的占位效应，可使脑组织的血液供应减少，神经纤维受压甚至断裂，当其影响到与排尿相关的神经纤维时，就会出现排尿障碍；随着血肿的吸收，占位效应逐渐消失，排尿障碍也逐渐消失。

排便障碍包括便秘、腹泻、大便失禁。中风后出现排便障碍的原因有如下几个方面：

① 环境因素：长期卧床，患者需要在床上解决大小便的问题，周围环境和排便姿势的改变导致患者不适应，以致排便不畅。排便是一种反射性活动，如果主观认为条件不允许，排便反射即被抑制，如果排便反射经常被抑制，直肠对粪便压力刺激的敏感性就会降低。这是产生便秘的最常见原因。

② 饮食因素：饮食不当、进食减少、食物过于精细、缺乏纤维素饮食均可引起便秘。中风患者活动少，胃肠蠕动减弱，食欲降低，只进少量流食或半流食，加之饮水量减少，均可

导致排便困难。而饮食不够清洁、太过油腻、食物渗透压过高、乳糖不耐症等均可引起腹泻。

③ 心理因素：精神心理因素是功能性排便障碍发生的重要原因。由于对疾病的担心而造成的紧张、焦虑、抑郁、恐惧等心理反应，可影响自主神经功能，使结肠功能失调，引起便秘。

④ 药物因素：中风患者在临床治疗中，常需使用甘露醇、呋塞米等药物，一些抗高血压药也往往含有利尿剂成分，长期使用这些药物可能导致排便障碍。如果患者因便秘而长期滥用泻药，则会降低直肠压力感受器的敏感性，抑制排便反射，进一步加重排便障碍。

⑤ 神经功能受损：中风会直接导致相关神经功能受损，造成排便障碍。

48. 中风患者出现排尿障碍怎么办？

1）尿潴留　尿潴留是指小便积聚在膀胱中不能排出。正常膀胱在排尿后应该没有残余尿潴留，中风患者如果脑干受损，就会失去在排尿时支配膀胱收缩的功能，此时尿液就会积聚在膀胱中。有时因为尿液积聚过多，膀胱内压力过高，会有一部分尿液溢出，这常常使家属误认为患者不存在尿潴留，而是尿失禁。如果仔细观察，我们不难发现，患者溢出的尿量较正常尿量少很多，一天的总尿量也不多；如果在下腹部叩诊，可以听到膀胱叩浊区明显增大，甚至可以在下腹部看见充盈的膀胱轮廓。

下面我们谈谈患者存在尿潴留怎么办。

① 对于神志清楚但没有尿意的患者，我们建议首先进行膀胱训练，尤其是对于已经处于神经功能恢复阶段的患者。每4小时嘱患者排尿一次。与此同时，可以采取一些方法来帮助患者，例如，让患者听流水声，用温热的湿毛巾敷患者的下腹部及会阴部，教患者利用腹压和放松会阴部肌肉，同时可指导并协助患者用手在下腹部向耻骨联合后下方施加压力。值得注意的是，如果患者有痔疮、疝气及膀胱输尿管反流，建议不要采用增加腹压的方法。

② 如果采用上述方法患者还不能排尿，就需要插导尿管并留置导尿。在留置导尿时，建议钳夹导尿管，定时（每4小时）开放，这样可以保持膀胱的张力以及对张力的敏感性。在钳夹导尿管时，如果患者有尿意，可开放导尿管并检查有无小便；如果患者有尿意时能排出小便，即可试行拔除导尿管自行解尿。

注意：留置导尿可能发生诸多并发症，最常见的有尿路感染、尿路结石和血尿，其他少见的并发症有膀胱阴道瘘、阴茎瘘管、睾丸及附睾炎、尿道狭窄、尿道憩室等。为了预防上述并发症，建议患者每天的进水量在2升左右，以清水为好。同时应注意留置导尿的清洁卫生，每天清洗会阴部，每3天更换集尿袋（集尿袋的位置应低于膀胱，防止尿液反

专家细说中风

流入膀胱造成感染），每 2 ~ 4 周更换导尿管。怀疑尿路感染时，应做尿常规检查和中段尿细菌培养。确定为尿路感染时，应在医生的指导下使用抗生素。

2）尿失禁　中风的急性期，患者常常由于大脑皮质和丘脑对膀胱的抑制作用受到损害而出现尿急、尿频和尿失禁。中风恢复期，因为膀胱逼尿肌张力增高，多转为痉挛型神经源性膀胱，此时膀胱容量减小，因而也会出现尿频、尿急和尿失禁。

这类患者，如果意识清楚，应尽早指导其进行盆腔肌肉收缩训练，使患者自己感到有随意收缩。对于男性患者，可以使用阴茎套外接尿管，但应注意有无感染、皮肤破损等并发症。成人尿布也是选择之一，但应注意定时更换，用温水擦洗臀部及会阴部。应经常检查有无皮肤破损、皮疹、皮肤变红等，警惕褥疮及湿疹的发生。

49. 中风患者出现排便障碍怎么办？

1）心理疏导　大部分中风患者有焦虑、抑郁、紧张、恐惧心理，担心生命安危或肢体瘫痪后遗症。家人和护理人员应给予积极的情感支持，表示理解其感受，主动向其讲解疾病的治疗过程，让患者减轻焦虑，保持良好、稳定的心理状态。

2）饮食调整　便秘的患者应多吃蔬菜、水果、粗粮等纤维素含量高的食物。建议每天摄入纤维素 2 ~ 5 克，同时要多饮水，每天的饮水量以 2.2 ~ 2.3 升为宜。还要适当摄取油脂类食物。每天服用一些蜂蜜可以达到润肠的目的。需要鼻饲者，可将青菜、水果制成汁喂食。

对于腹泻患者，要仔细查找腹泻的原因，看看是饮食不够清洁卫生，是吃得太过油腻，是患者有乳糖不耐受，还是食物的渗透压过高。找到原因后，再针对不同的原因进行饮食调整。

3）养成按时排便的习惯 根据患者以往的排便习惯，按时坐便盆。如果患者病情允许，可让其在每天早晨醒后喝 100 ~ 300 毫升白开水，半小时后排便，以培养良好的排便条件反射。

有习惯性便秘的患者，每当有便意的时候都要尝试排便。可以活动的患者，应鼓励其下地活动。长期卧床的患者，可由护理人员每天轻柔地以顺时针方向按摩其全腹，以促进胃肠蠕动。大便干结的患者，可以试用润滑剂，如开塞露等。使用开塞露时应注意，最好将患者的臀部稍微垫高些，将开塞露塞入肛门内较深的位置，挤入药物后停留 5 分钟，然后再行排便。

4）合理选择与恰当应用缓泻药物 对于便秘患者，临床上常用泻药来帮助软化粪便、刺激排便。泻药大多在临睡前使用，经过一整晚药物的作用，清晨起床后就可以排便了。

泻药分为以下几类：

① 渗透性泻药：渗透性泻药不被肠壁吸收，能造成肠道

内高渗环境，从而吸收大量的水分到肠道内，使肠道内容积增大，刺激肠道蠕动而排便。常用的渗透性泻药有硫酸镁、聚乙二醇散剂、乳果糖。在使用此类泻药的同时多饮水，效果会更好。但应注意：导泻时应避免脱水；肠道出血者、孕妇及经期妇女禁用。

②刺激性泻药：刺激性泻药能刺激肠壁，使肠壁蠕动增加，促进排便。常用的刺激性泻药有酚酞（果导）、大黄、番泻叶等。幼儿、孕妇慎用。

③润滑性泻药：此类药物通过润滑肠壁、软化大便，使大便容易排出。常用药物有石蜡油。睡前服用，每次15～30毫升。注意：长期使用润滑性泻药可造成脂溶性维生素和钙、磷吸收障碍。

④容积性泻药：此类药物具有很强的吸水性，可在肠道内吸水膨胀形成胶体，使大肠内容物变软，含水量增多，体积增大，从而刺激肠壁，反射性增加肠蠕动而促进排便。常用药物有羧甲基纤维、琼脂。

⑤表面活性剂：此类药物可降低粪便表面张力，使之湿润、膨胀便于排出。常用药物有多库酯钠。

⑥其他：多潘立酮（吗丁啉）、西沙必利等胃肠动力药也常用于便秘患者，它们主要通过增加胃肠道动力来起到帮助排便的作用。

5）**腹泻患者的药物治疗**　对于腹泻、大便失禁的患者，临床上常用止泻药来治疗。

常用的止泻药有以下几类：

① 吸附药：服用后可减少肠道内容物对肠壁的刺激，从而减少排便，同时可以吸附肠道内的有毒物质。常用药物有药用炭、双八面体蒙脱石散剂。用法：药用炭，每天 3 次，每次 1.5 ~ 2 克；双八面体蒙脱石散剂，每天 3 次，每次 1 包。注意：吸附剂在产生上述作用的同时也能吸附抗生素、维生素、生物碱及激素等。

② 抗胆碱药：抗胆碱药可局部作用于肠道平滑肌，抑制肠道的分泌及蠕动。常用药物有硫酸阿托品。注意：青光眼、冠心病、哮喘、慢性肺部疾病、前列腺肥大、麻痹性肠梗阻、癫痫及肝肾功能损害的患者禁用。

③ 黏膜保护剂：此类药物有保护胃黏膜及收敛、止泻的作用。常用药物有次碳酸铋。用法：每天 3 次，每次 0.3 ~ 0.9 克，饭前服。注意：服药一般不超过 2 天，长期应用可能影响其他药物的吸收。

④ 新型哌替啶衍生物：此类药物直接作用于肠道平滑肌，通过抑制肠黏膜感受器消除局部黏膜的蠕动反射而减弱肠道蠕动。常用药物有复方地芬诺酯。用法：每天 2 ~ 4 次，每次 2.5 ~ 5 毫克。注意：腹泻次数减少时应立即减量；肝病患者及正在服用成瘾性药物者应慎用；过量服用可能引起呼吸抑制。

⑤ 益生菌类：常用药物有双歧杆菌三联活菌散（培菲康）、口服酪酸梭菌活菌体（米雅）、嗜酸乳杆菌（乐托尔）等。

6）粪便、皮肤管理

① 注意粪便的量和质，注意有无失水。

② 注意清洁皮肤，预防感染，防止褥疮的发生。每天用温水清洗会阴部及臀部，可使用沐浴露及碱性不太强的肥皂。清洗结束后，用柔软的毛巾擦干，保持皮肤干燥。可以适当涂一些润肤露或者爽肤粉，但不建议涂油性过强的润肤露。

③ 一旦发现皮疹或者皮肤红肿，应及时去看皮肤科医生。对于皮肤细菌感染，可以试用抗生素软膏，如金霉素软膏等；对于真菌性皮肤病，可用制霉菌素外涂。

50. 中风对性欲有影响吗？

性生活是人类正常生活的一部分。随着健康意识的提高，人们逐渐认识到性生活在家庭生活中所占的重要地位。近年来，中风出现年轻化的趋势，因此，中风患者的性生活问题愈加突出。

中风患者的性功能情况取决于很多因素，比如年龄、病变的程度等。一般来说，年轻患者有较强的性愿望，而老年患者性要求较少。单侧、病变不严重的患者，一般3周左右即可恢复性功能。双侧、病变严重的患者，性欲下降较明显。病损在优势半球的中风患者要比病损在非优势半球的患者性欲下降得明显。

调查显示，中风患者的性欲、性交频率及性满意度均有显著下降。导致患者性功能下降的主要原因是心理因素和社会因素，如患者对性的态度、对性无能的担心和回避与配偶谈论性等。中风后体力下降或肢体偏瘫引起性交不便也是一个方面。中风后因神经损害而导致的直接的性问题，如阳痿、不能射精、性高潮缺乏等，虽然也有一定的影响，但是并不起主要作用。抑郁症、高血压、糖尿病和使用心血管药物可能对中风后性功能有一定影响。

51. 中风患者可以过性生活吗？

不少人有一种误解，认为中风后能保住性命已经是万幸了，千万不能再有其他的奢望，尤其是性生活。然而，性行为是人的本能，在健康条件许可的情况下，人人都可以享受性生活带来的快乐，以改善生活质量，享受人生乐趣，维护家庭的稳定。

一般在中风发生后半年左右即可逐渐恢复性生活，但应注意以下几点：

① 性交次数不宜过多，每周或每 2 周一次即可。

② 性交时间不宜过长。

③ 动作不宜过猛，不宜过度兴奋。

④ 不宜在疲劳状态下进行性生活，最好经过一夜睡眠后于次日晨间进行，随后休息 1 ~ 2 小时再起床，以策安全。

⑤ 不在饱餐后 3 小时内进行性生活。

⑥不在暴冷、暴热、高温或低温情况下过性生活。

⑦高血压未控制，或血压波动较大时不宜过性生活。

⑧性生活中出现任何不适，应立即停止。

⑨性交体位应舒适。

（刘　媚　陈晓红）

中风的预防

1. 改变生活方式可以降低中风的发生风险吗？

中风是一类由遗传因素和环境因素共同作用而导致的疾病。有一些因素，如年龄、性别、基因等，我们无法改变，但有一些因素，如高血压、糖尿病、肥胖、血脂异常、吸烟及饮酒等，我们可以改变。改变不良生活方式可以有效预防中风的发生。

平衡膳食、合理营养是预防中风的有效途径。2016年出版的《中国居民膳食指南》结合我国居民的膳食结构特点，提出了以下6条推荐意见：

① 食物多样，谷类为主。平衡膳食模式是最大程度上保障人体营养需要和健康的基础。食物多样是平衡膳食模式的基本原则。每天的膳食应当包括谷薯类、蔬菜水果类、畜禽

专家细说中风

鱼蛋奶类、大豆坚果类等食物。建议平均每天摄入 12 种以上食物，每周 25 种以上。谷类为主是平衡膳食模式的重要特征。建议每天摄入谷薯类食物 250 ～ 400 克，其中全谷物和杂豆类 50 ～ 150 克，薯类 50 ～ 100 克。膳食中碳水化合物提供的热量应占每日总热量的 50% 以上。

② 吃动平衡，健康体重。体重是评价人体营养和健康状况的重要指标，吃和动是保持健康体重的关键。各个年龄段人群都应坚持天天运动，维持能量平衡，保持健康体重。体重过低和过高都会增加疾病的发生风险。推荐每周应至少进行 5 天中等强度身体活动，累计 150 分钟以上；坚持日常身体活动，平均每天主动身体活动 6000 步；尽量减少久坐时间，每小时起来动一动，动则有益。

③ 多吃蔬果、奶类、大豆。蔬菜、水果、奶类和大豆及其制品是平衡膳食的重要组成部分，坚果是平衡膳食的有益补充。蔬菜和水果是维生素、矿物质、膳食纤维和植物化学物的重要来源，奶类和大豆类食物富含钙、优质蛋白和 B 族维生素，多吃这些食物对降低慢性病的发病风险具有重要作用。提倡餐餐有蔬菜，推荐每天摄入蔬菜 300 ～ 500 克，其中深色蔬菜应占 1/2。应当天天吃水果，推荐每天摄入新鲜水果 200 ～ 350 克，但果汁不能代替鲜果。应当吃各种奶制品，摄入量相当于每天喝液态奶 300 克。要经常吃豆制品，相当于每天吃大豆 25 克以上。此外，还要适量吃坚果。

④ 适量吃鱼、禽、蛋、瘦肉。鱼、禽、蛋和瘦肉可提供

人体所需要的优质蛋白、维生素 A、B 族维生素等。动物性食物优选鱼和禽类，鱼和禽类脂肪含量相对较低，鱼类含有较多的不饱和脂肪酸；蛋类各种营养成分齐全；吃畜肉应选择瘦肉，因为瘦肉脂肪含量较低。过多食用烟熏和腌制肉类可增加肿瘤的发生风险，因此应当少吃。推荐每周吃鱼 280～525 克，畜禽肉 280～525 克，蛋类 280～350 克，平均每天摄入鱼、禽、蛋和瘦肉 120～200 克。

⑤ 少盐少油，控糖限酒。我国多数居民目前食盐、烹调油和脂肪摄入过多，这是高血压、肥胖和心脑血管病等慢性病发病率居高不下的重要原因，因此，应当养成清淡饮食的习惯。建议成人每天的食盐摄入量不超过 6 克，每天的烹调油用量控制在 25～30 克。吃糖过多会增加龋齿和超重的发生风险，推荐每天糖的摄入量不超过 50 克，最好控制在 25 克以下。水在生命活动中发挥着重要作用，应当足量饮水。建议成年人每天喝水 7～8 杯（1500～1700 毫升），提倡饮用白开水和茶水，不喝或少喝含糖饮料。儿童、青少年、孕妇、哺乳期妇女不应饮酒。成人如饮酒，一天的酒精摄入量，男性不应超过 25 克，女性不应超过 15 克。

⑥ 杜绝浪费，兴新食尚。勤俭节约、珍惜食物、杜绝浪费是中华民族的美德。要按需选购食物，按需备餐，提倡分餐。要选择新鲜、卫生的食物和适宜的烹调方式，保障饮食卫生。要学会阅读食品标签，合理选择食品。要从自我做起，回家吃饭，享受食物和亲情，传承优良饮食文化，

树健康饮食新风。

2. 老年人如何管理日常饮食？

老年人脏器功能衰退，容易发生代谢紊乱，慢性病的发生风险也随之增加。因此，对于老年人，除了上述的饮食建议外，还要注意粗细搭配，选择松软、易于消化吸收的食物。

由于老年人消化器官的功能有不同程度的减退，咀嚼功能和胃肠蠕动也比较弱，消化液分泌少，所以许多老年人容易出现便秘，糖、脂代谢异常，患心脑血管疾病的危险性增加。粗粮含丰富的可溶性膳食纤维，常吃粗粮可减少肠道对胆固醇的吸收，促进胆汁的排泄，降低血胆固醇水平。同时，粗粮富含植物化学物质，如木酚素、芦丁、类胡萝卜素等，它们具有抗氧化作用，可降低心脑血管病的发生风险。建议老年人每天吃100克以上的粗粮或全谷类食物。同时，为老年人烹制的食物宜松软，易于消化吸收，做法方面应以蒸、煮、炖、炒为主，避免采用腌制、油煎、油炸、烤等方法。此外，老年人还应合理安排饮食，保持健康的进食心态和愉快的摄食过程，同时要注重饮食质量，保证其需要的各种营养素摄入充足。

老年人的蛋白质合成能力降低，对食物的蛋白质利用率也低，因此应多选用优质蛋白质。

老年人胆汁酸减少，酶活性降低，消化脂肪的功能下降，所以摄入的脂肪应相应减少，建议每天摄入的脂肪所提供的能量占全天总能量的 20% 左右，并以植物油为主。

老年人糖耐量低，胰岛素分泌减少，且血糖调节能力弱，容易发生高血糖，所以不宜多吃蔗糖。

锌是老年人维持和调节正常免疫功能所必需的；硒可以提高机体的抗氧化能力，与延缓衰老有关；适量的铬可使胰岛素充分发挥作用，并使低密度脂蛋白水平降低，高密度脂蛋白水平升高。所以，老年人应注意摄入富含这些微量元素的食物。

维生素不足与老年多发病有关。维生素 E 有抗氧化作用，能减少体内脂质过氧化，消除脂褐质，降低血胆固醇浓度；维生素 C 有防止血管硬化的作用。所以，老年人应经常食用富含各类维生素的食物。

3. 高血压患者如何管理日常饮食？

高血压是中风的一个独立的、强有力的危险因素，因此，高血压患者尤其要注意对中风的预防。高血压的发生、发展与饮食密切相关，通过调整饮食结构可以很好地控制血压，防治并发症。

1）限制总热量，减轻体重 高血压患者每天摄取的总热量应控制在 1500 ～ 2000 千卡（1 千卡 ≈ 4.184 千焦），其中糖类、蛋白质和脂肪的供热量应分别占总热量的60% ~ 65%、15% ~ 20%和15% ~ 25%。体重减轻10%，可使收缩压降低6.6毫米汞柱，而且体重减轻可增加降压药的疗效，这可能与降低交感神经系统的活性、改善胰岛素敏感性、间接降低盐敏感性有关。

2）限制食盐摄入　流行病学调查结果显示，人群的血压水平和高血压的患病率都与食盐的摄入量密切相关。有报道称，如果每天的食盐摄入量减少2.4克，高血压患者的收缩压平均可降低5.8毫米汞柱，舒张压平均可降低2.5毫米汞柱。过多摄入食盐除了会使血压升高外，还能使血小板聚集亢进，促进血栓形成。由此可见，低盐饮食对预防中风极为重要。目前，我国居民的食盐摄入量平均为每天12克，而实际上，除了食物中的盐分，只需要额外摄入3克食盐就基本上可以满足人体对钠的需求了。中国营养学会建议：健康成年人一天食盐（包括酱油、味精、辣酱等调味品和其他食物中的食盐量）的摄入量是6克，即相当于一中号牙膏盖的分量。对于已经患有高血压的人，把每天食盐的摄入量降到6克以下更可以起到降低血压的作用。

3）适当补充钾、镁、钙　钾能促进体内钠的排泄，有利尿的作用；镁能降胆固醇、扩张血管；充足的钙摄入可以避免因缺钙造成的骨钙溶出和钙在软组织、血管壁的异常沉积。所以，适当补充钾、镁、钙能预防高血压、动脉硬化，从而防范中风。含钾量高的食物有橙子、香蕉、红小豆、扁豆、香菇、紫菜、海带等；含镁丰富的食物有绿叶蔬菜、小米、海产品、肉类、豆制品等；牛奶是很好的补钙食物，此外，鱼、虾、蛋类也含有丰富的钙质。我国推荐的成年人预防高血压的每天钙摄入标准为：男性 1 克，孕妇、哺乳期及绝经期妇女 1.5 克。人体所需的钙，最好以饮食方式摄入，必要时，也可以补充一些易吸收的钙剂。

4）戒烟、限酒　戒烟和减少饮酒可使血压显著降低。适量饮酒仍有明显加压反应者和身体消瘦者应戒酒。

4. 糖尿病患者如何管理日常饮食？

糖尿病患者合并中风的风险是非糖尿病人群的 1.5 ~ 3 倍。而糖尿病患者中，血糖控制不良者较血糖控制良好者的中风发病率高 3 倍。糖尿病患者平稳控制血糖有利于预防中风的发生。饮食治疗是糖尿病治疗的基础，需要长期而严格地执行。

1）控制总热量摄入　合理控制每天总热量的摄入是糖尿病饮食治疗的关键。患者身高、体重、工作性质不同，每天所需的总热量也不同。可以通过以下步骤来计算。

① 算出理想体重。公式为"身高（厘米）-105"。

② 按照每天活动量的大小，计算出每天所需的总热量。可参考如下标准：

不同劳动强度人群每日每千克理想体重所需热量

劳动强度	每日每千克理想体重所需热量
休息	25 ~ 30 千卡
轻体力劳动	30 ~ 35 千卡
中体力劳动	35 ~ 40 千卡
重体力劳动	40 千卡以上

青少年、孕妇、哺乳期妇女、营养不良者、消瘦者以及伴有消耗性疾病者（如恶性肿瘤患者、结核病患者）应酌情增加，肥胖者酌减。

应用举例：计算一位身高 175 厘米、在办公室工作的人每天所需的总热量。

步骤如下：

① 理想体重：175 − 105 = 70（千克）。

② 每天所需的总热量：35 × 70 = 2450（千卡）。

2）营养素的分配 糖类（碳水化合物）、蛋白质和脂肪是提供热量的主要营养素，三者的合理配比非常重要。期望通过减少糖类的摄入而增加蛋白质和脂肪的摄入来控制血糖的做法是非常不合理的。

糖类的供能应占每日总热量的 50% ~ 60%，相当于每天要吃主食 250 ~ 400 克。提倡以米、面、玉米、荞麦、小米等作为主食，并尽量多吃粗杂粮。土豆、薯类、山药、粉皮等，因为含糖量高，应尽量少吃；如果要吃，可相应减少主食的量。

尽量不吃糖果、甜糕点、冰淇淋，不喝含糖饮料，因为这些食物可以快速升高血糖，会增加胰腺的负担；同时，这些食物胃排空较快，不利于血糖维持稳定，对调整降糖药物及胰岛素都会带来不利的影响。

我们也要注意食物的血糖生成指数（GI），它是衡量食物引起餐后血糖反应的一项有效指标。GI 值越高，说明这种食物升高血糖的效应越强；GI 值越低，说明这种食物升高血糖的效应越弱。一般来说，GI 值 > 70 的食物为高血糖生成指数食物，它们进入胃肠后消化快，吸收率高，葡萄糖释放快，血糖峰值高；GI 值 ≤ 55 的食物为低血糖生成指数食物，它们在胃肠中停留的时间长，吸收率低，葡萄糖释放缓慢，血糖峰值低。因此，选择低 GI 值的食物可以避免餐后高血糖。

几种食物的 GI 值

食物	GI	食物	GI
大米饭	88	蚕豆	79
小麦面条	81.6	四季豆	27
燕麦	55	西瓜	72
荞麦	54	猕猴桃	52
黑麦面包	50	樱桃	22

食物中蛋白质所产生的热量应占每日总热量的 15% ~ 20%，换算成重量的话，约为成人每天每千克理想体重 0.8 ~ 1.2 克，平均为 1 克。儿童、孕妇、哺乳期妇女、营

养不良或伴有消耗性疾病者应适当增加，可按每天每千克理想体重 1.2 ~ 1.5 克计算，有糖尿病肾病的患者应适当减少蛋白质的摄入量，建议限制在每天每千克理想体重 0.8 克以下。蛋白质来源中应至少有 1/3 来自动物蛋白，以保证必需氨基酸的供给。鸡蛋、牛奶、肉类等是很好的蛋白质来源。

食物中脂肪所产生的热量应严格限制在总热量的 20% ~ 25%，换算成重量的话，约为成人每天每千克理想体重 0.8 克，体型较胖者在 0.6 克左右。长期高脂肪饮食可导致胰岛素抵抗，促进动脉粥样硬化，加重糖尿病及其并发症。脂肪中的饱和脂肪酸所提供的热量应低于总热量的 10%，提倡多吃含不饱和脂肪酸的食物，如海鱼、大豆等。烹调用油建议选用玉米油、葵花子油、花生油、豆油及橄榄油等植物油，因为不饱和脂肪酸可以帮助清理体内的胆固醇，防止胆固醇沉积于血管壁，从而起到防止动脉硬化、预防中风的作用。胆固醇的摄入量应低于 300 毫克 / 天，少吃动物内脏、蛋黄等高胆固醇食物。

3）合理分配餐次和餐量 在确定每天的总热量和营养素组成后，可以将热量换算成食物的重量。每克糖类、蛋白质均可产热 4 千卡，每克脂肪可产热 9 千卡。现以上述办公室工作者为例，假设他为正常体形，没有肾功能损害，则根据他的理想体重（70 千克），可计算出他每天的蛋白质摄入量为 $70 \times 1.0 = 70$ 克，脂肪摄入量为 $70 \times 0.8 = 56$ 克。由此可以计算出他每天的饮食中由蛋白质和脂肪所提供的热量应为 $70 \times 4 + 56 \times 9 = 784$ 千卡。之前所计算的他每天所需的总热量（2450千卡），剩下的部分应该由糖类来供给，共计2450－784＝1666千卡，所以他每天需要的糖类即为 $1666 \div 4 = 416$ 克。也就是说，他每天需要摄入糖类、蛋白质及脂肪的量分别为416克、70克和56克。将上述成分按照每日三餐1/5、2/5、2/5或1/3、1/3、1/3进行分配，就可以制订出一日三餐的食谱了。

糖尿病患者在活动量稳定的情况下，应尽量做到定时、定量进餐，以减少血糖波动，避免血糖过高或低血糖的发生。此外，糖尿病患者还要学会简单的食物代换，如1碗米饭≈4个小餐包≈8片大苏打饼干≈40粒小汤圆；1个小苹果≈半根香蕉≈6颗枇杷≈13颗葡萄。

4）微量营养素和膳食纤维的补充 膳食纤维容易产生饱腹感，同时它不被小肠消化吸收，又能延缓糖类和脂肪的吸收，吸附肠道内的胆固醇，因此有助于降低餐后血糖和血胆固醇水平。含膳食纤维较多的食物有谷物、麦片、豆类等。

维生素C、维生素E、β–胡萝卜素有抗氧化作用，可以减少氧化应激损伤；锌、铬等对促进胰岛素合成和增加胰岛素敏感性有一定的作用。这些物质可以通过新鲜蔬菜、水果、豆制品、粗粮等获得补充。

5）戒酒 饮酒会影响血糖的控制，糖尿病患者应该戒酒。每克酒精可以产生7千卡的热量，大量饮酒可诱发酮症酸中毒，而酒精本身可使服用磺脲类药物或使用胰岛素者出现低血糖。

5. 血脂异常患者如何管理日常饮食？

血脂异常包括高胆固醇血症、高甘油三酯血症、高低密度脂蛋白血症和高密度脂蛋白水平偏低。血脂异常可由不健康的饮食习惯造成，也可由遗传性脂代谢紊乱造成，还可继发于其他疾病。

血脂异常的人应进低脂饮食，每天的脂肪摄入量应占总热量的 15% ~ 25%，同时应注意减少饱和脂肪酸的摄入，增加不饱和脂肪酸的摄入。这是因为食物中的饱和脂肪酸是使血清胆固醇升高的主要脂肪酸，而血清胆固醇升高是动脉粥样硬化的重要因素，所以，世界卫生组织建议膳食中饱和脂肪酸提供的热量应低于总热量的 10%。一般人每天胆固醇的摄入量不宜超过 300 毫克，而血脂异常者则应严格限制在 200 毫克以下。具体到日常饮食，动物性食物的脂肪含量较高，通常而言，畜肉（猪肉、牛肉、羊肉等）的胆固醇含量高于禽肉（鸡肉、鸭肉、鹅肉等）；贝壳类和软体类食物高于一般鱼类；而动物内脏、蛋黄、鱼籽的胆固醇含量则非常高。所以，应多摄入鱼类、禽类和瘦肉；多食用不饱和脂肪酸含量较高的海鱼、豆类等；食用油应以植物油为主，每人每天的用量以 25 ~ 30 克为宜；宜采用煮、炖、蒸、熬、煨、凉拌等烹调方法，尽量少吃煎、炸、炒的食物。

此外，血脂异常者应每天摄入新鲜水果和蔬菜 400 ~ 500

克，并注意增加深色或绿色蔬菜的比例，因为它们含有丰富的植物纤维和维生素，同时可以防止胆固醇沉积在血管壁上，减少肠道对胆固醇的吸收。血脂异常者还可以选择一些具有降胆固醇作用的食物，如苹果、胡萝卜、牡蛎、燕麦片、海带、大蒜、牛奶、大豆、香菇、木耳等。

有些血脂异常的患者认为"不吃脂肪类食物，多吃些水果、小点心或是米面类的食品没有问题"。这种想法是错误的。因为身体的三大能量来源——糖类、蛋白质和脂肪在身体内是可以相互转化的。当进食了过多的糖类，超过机体供能所需要的量时，多余的糖类就会转化为脂肪储存起来。因此，血脂异常者每天摄入的总热量也要适当控制。

6. 如何戒烟？

人们常常认为吸烟和呼吸系统疾病的发生密切相关，而忽视了吸烟对心脑血管病的影响。长期吸烟的人发生中风的风险是不吸烟者的 6 倍，平均每天吸 10 支烟能使男性和女性的心血管病死亡率分别增加 18% 和 31%。而戒烟一年，冠心病的发生风险可下降 50%；戒烟 5 ~ 15 年，中风的发生风险可降到从不吸烟者的水平。因此，戒烟是降低心脑血管病发生风险的有效途径。

很多有过戒烟经历的人都知道戒烟是一个痛苦的过程，这是因为吸烟者对烟草不仅仅存在生理上的依赖，还存在心理上的依赖。因此，吸烟者在实施戒烟前一定要做好充分的心理准备。

戒烟一般需要经历 5 个阶段：戒烟前考虑，考虑戒烟，准备戒烟，采取戒烟行动，维持戒烟状态或复吸。在吸烟者已经做好了充分的戒烟准备，确实打算戒烟后，戒烟行动就可以开始了。

1）判断烟瘾程度　可以通过以下的尼古丁依赖测试表进行自测（见下表）。

尼古丁依赖测试表

1. 早晨起床后多久吸第一支烟？
5 分钟以内（3 分）；6 ~ 30 分钟（2 分）；31 ~ 60 分钟（1 分）；1 小时以上（0 分）

2. 在禁烟的公共场所，如教室、图书馆、电影院等，你会不会因为不能吸烟而感到很难熬？
是（1 分）；不是（0 分）

3. 一天中，哪支烟通常是你最不愿意放弃的？
早晨起床后的第一支烟（1 分）；其他（0 分）

4. 你每天的吸烟量是多少？
≤ 10 支（0 分）；11 ~ 20 支（1 分）；21 ~ 30 支（2 分）；≥ 31 支（3 分）

5. 你在早晨起床后 1 小时内吸烟是否比在其他时间更频繁一些？
是（1 分）；不是（0 分）

6. 你生病卧床时，是否还吸烟？
是（1 分）；不是（0 分）

2）根据烟瘾程度采用不同的戒烟方法　如果上述评分在 6 分以下，说明您以心理成瘾为主，一般可以通过意志力戒烟。

要拿走所有的香烟、打火机、火柴和烟灰缸，避免与以往的吸烟环境接触，拒绝别人的香烟，以其他活动（如运动、深呼吸、散步等）转移自己对香烟的向往。当烟瘾来时，可立即做深呼吸，或咀嚼无糖分的口香糖，尽量避免用零食代替香烟。但这类吸烟者也会出现尼古丁戒断症状，如烦躁不安、情绪不稳、沮丧、注意力不集中、睡眠障碍等，但与生理成瘾的吸烟者相比要轻一些，因而克服起来相对容易。如果评分在 6 分以上，说明您以生理成瘾为主，这时光靠意志力戒烟是不行的，必须给予药物辅助治疗。目前，药物治疗主要有两种方法——尼古丁替代疗法与非尼古丁替代疗法。前者是以非烟草的形式、小剂量、安全性好的尼古丁制剂取代烟草中的尼古丁，其所提供的尼古丁少于抽烟所得，但足以减轻戒断症状。使用一段时间后，戒烟者尼古丁的摄取量逐渐减至最低，进而克服掉吸烟的习惯，达到成功戒烟的目的。常用的有尼古丁贴剂、尼古丁口胶剂、尼古丁喷鼻剂、尼古丁吸入剂，以及尼古丁舌下含片等。其中，以尼古丁贴剂的安全性和稳定性最好。尼古丁替代疗法是世界卫生组织推荐的戒烟手段。非尼古丁替代疗法使用的药物有安非他酮、伐伦克林，这些药物不良反应较大，要凭专业医生的处方使用。此外，一些研究还提示中药、针灸在戒烟方面具有一定的作用，但确切效果还有待进一步验证。

3）**如何面对复吸** 有研究表明，吸烟者中有 11.7% 的人是复吸者，而且复吸者的肺部损伤程度比一直吸烟者要重。

为什么会这样呢？原因是多方面的：复吸者较其他吸烟者更易成瘾，复吸后其吸烟的数量更多，且每口烟的吸入程度更深。但绝不能因为有复吸的可能就放弃戒烟的努力。对于复吸者而言，可以回顾过去的戒烟经历，分析成功之处以及导致戒烟失败的原因，并针对失败的原因提出解决方案。在做好充分的心理准备后再次付诸行动，并牢记在任何时候开始戒烟都不算迟。

无论采用哪种方式戒烟，家人、朋友和社会团体的全力支持对戒烟者都很重要。他们能够有效督促戒烟者实施戒烟计划，并帮助其减轻身心所承受的压力。因此，请大胆地把自己的戒烟计划告诉周围的人，以获得他们的支持和监督。

7. 饮酒可以活血化瘀、预防中风吗？

尽管有报道称，少量饮酒可能有利于高血压、冠心病的预防，但到目前为止，适量饮酒对心脑血管系统的保护作用及其机制尚待深入研究证实。长期大量饮酒，特别是烈性酒，会引起血压升高，这大大增加了出血性中风的发生风险。同时，长期大量饮酒可以使血液黏滞度增高，红细胞柔韧性降低，血小板聚集性增加，从而容易形成血栓；饮酒还可影响脑循环的调节，导致脑血流量降低，增加缺血性中风的发生风险。此外，饮酒可影响心血管系统，增加心脏负担，加重心肌缺血，诱发心肌梗死、心律失常，并可使心血管其他部位形成的血栓脱落，血栓随血流进入脑循环，从而导致脑栓塞。因此，对于不饮酒者，不提倡通过少量饮酒来预防心脑血管病；对于有饮酒习惯者，建议戒酒或限制饮酒。此外，如要饮酒，最好是饮低度酒（如啤酒、葡萄酒或黄酒），而且忌空腹饮酒，同时不宜在饮酒时饮用碳酸饮料。

8. 喝咖啡或茶可以预防中风吗？

咖啡和茶都具有一定的抗氧化作用，因此广受欢迎。所谓抗氧化，就是通过清除体内的自由基来保护人体，减少氧化压力，从而延缓衰老，降低慢性病的发生率。大量研究表明，咖啡含有丰富的抗氧化物质，特别是氯原酸，相对于其他食物，咖啡中的抗氧化物质具有更高的生物利用率，而且更容易被机体吸收。茶叶中含有茶色素、维生素 B_1、维生素 B_{12}、维生素 C、烟酸、蛋白质、氨基酸及多种微量元素。茶色素可降低血总胆固醇，防止动脉粥样硬化与血栓形成；茶叶还可以使末梢血管扩张，并且有利尿作用，可以降低血压。

芬兰的一项针对男性烟民的大型研究发现，相对于那些不喝或较少喝茶或咖啡的人，每天饮用 8 杯或 8 杯以上咖啡的人患脑梗死的风险要低 23%，而那些每天饮用 2 杯或 2 杯以上红茶者则要低 21%。我国的一项关于喝茶与中风发生风险关系的流行病学调查发现，喝茶与中风患病间存在独立的负相关关系，多喝茶可能具有预防中风的作用。

注意：咖啡和茶中含有大量的咖啡因，咖啡因可能导致心率加快、心脏收缩增强、血压增高，因此，不推荐中风患者长期饮用。

9. 如何通过管理情绪预防中风？

研究发现，普通人的一生中平均有 3/10 的时间处于情绪不佳状态，人们常常需要与愤怒、失落、压抑等消极情绪做斗争。消极情绪对健康有害。哈佛大学曾调查了 1600 名心脏病患者，结果发现他们中经常焦虑、抑郁和脾气暴躁者所占的比例比普通人高 3 倍。

就中风而言，长期性情急躁、精神紧张可使血压升高、血液凝固性增强，从而加速动脉粥样硬化和血栓形成。而突发的情绪激动，则有可能导致脑动脉瘤破裂引发脑出血，或由于严重的心律失常，导致原有的心脏附壁血栓脱落，引起脑栓塞。因此，预防中风也需要对情绪进行有效地管理。

要管理好自己的情绪，首先要了解自己的情绪。很多人在生气的时候，未必会察觉到自己在生气。因为当情绪起变化的时候，当事人已经陷入情绪当中无法自拔了。因此，在有情绪反应的时候，除了注意到引起情绪变化的事件之外，还可以试着分些注意力去体察自己内心的情绪状态。在了解了自己的情绪后，就要适当表达自己的情绪。不要一味地抱怨、责备，可以冷静地寻找一下消极情绪产生的原因。在了解自己情绪的同时，也要了解并且接纳别人的情绪，多从别人的立场去体会他的感受。随后要以适宜的方式来疏解情绪，如找人诉苦、听音乐、散步、打球等。此外，保证充足的睡眠，多与大自然亲近，经常运动，健康饮食，这些都有助于管理好自己的情绪。

10. 如何通过运动预防中风？

据调查，我国成年人中每周参加体育锻炼 1 次以上、每次锻炼 30 ~ 60 分钟者所占比例只有 31% ~ 53%，也就是说，大部分成年人缺乏体育运动或存在运动不足。运动不仅有助于保持健康体重，还能降低患高血压、中风、冠心病、2 型糖尿病、骨质疏松等慢性病的风险。

运动形式通常分三类，即有氧耐力运动、肌肉力量训练和关节柔韧性练习。有氧耐力运动需要氧气参与运动中的能量供应，具体的运动种类有步行、骑自行车、慢跑、游泳等。肌肉力量训练主要针对的是身体大肌肉群，具体的运动种类有举哑铃、击打沙袋、拉弹力带等。关节柔韧性练习可通过关节的屈曲、伸展和旋转起到保持或增加关节的生理活动范围和关节活动稳定性的作用。对一般人普遍比较适宜的是有氧耐力运动，它有助于增进心肺功能，降低血压、血脂和血糖，增加胰岛素的敏感性，提高骨密度，保持健康体重，减少体内脂肪蓄积。这些作用的长期影响可以降低冠心病、中风、

2 型糖尿病和肿瘤的发生风险。

体质不同，所能承受的运动量和运动强度也不同。所以，每个人应该选择适合自己的运动项目和运动强度。每天的运动可以分为两部分：一部分是工作、出行和家务劳动中消耗较多体力的活动；另一部分是体育锻炼。生活中的擦地、吸尘、带孩子、洗衣服、上下楼等日常活动都消耗体力，在工作、家务、外出途中也都有锻炼的机会，可养成利用这些机会尽量多活动的习惯。

各种活动都可以换算成走 1000 步的活动量：骑自行车 7 分钟等于走 1000 步；拖地 8 分钟等于走 1000 步；家务劳动 15 分钟等于走 1000 步；中速游泳或慢跑 3 分钟等于走 1000 步。建议每天的运动量能够大于等于走 6000 步。

如果身体条件允许，最好每天进行 30 分钟的中等强度运动。适宜的运动强度可以根据心率来计算，中等强度运动后即刻的心率一般应达到"150 − 年龄（次 / 分钟）"；除了体质较好者，运动后心率不宜超过"170 − 年龄（次 / 分钟）"。举例说明：假如您是 40 岁，那么您运动时的心率应控制在 110 ~ 130 次 / 分钟。但对于老年人，这样的心率计算不一定适用，要根据自己的体质和运动中的感觉来控制运动强度。

此外，运动也要量力而行，循序渐进。有些人表面上看起来很健康，但是一些隐藏的疾患可能在运动时发作，造成伤害。所以，在计划锻炼前最好进行全面的健康检查，尤其是中老年人。有冠心病、糖尿病、高血压、骨质疏松、骨关节病等疾病的患者参加锻炼前应咨询医生。如果平常体力活动很少，开始锻炼时，可以设定一个较低水平的目标，如每天进行 15 ~ 20 分钟的锻炼，锻炼方式可选择步行、骑自行车等较轻松的方式，给自己足够的时间去适应运动量的变化，随后再逐渐增加运动强度和运动时间。运动贵在坚持，建议每周锻炼 5 天以上，养成经常锻炼的习惯。

在日常运动中还要注意以下事项：a. 每次锻炼前应先热身；b. 根据天气和身体情况调整当天的运动量；c. 不要立即停止运动，应逐渐放松；d. 日照强烈、出汗多时，适量补充水和盐分；e. 运动中出现持续加重的不适感，应停止运动，及时就医。

11. 高血压患者血压降得越低越好吗？

近年来，我国的高血压病患病率呈逐年上升趋势，至今患者已近 2 亿人。18 岁及 18 岁以上人群的高血压患病率为 18.8%，但这些人的高血压知晓率却仅为 30.2%，治疗率仅为 24.7%，控制率只有 6.1%。

高血压是中风最重要的危险因素。中风发病率、死亡率的上升与血压升高有着十分密切的关系。研究表明，脑出血患者中，发病前有高血压病史者占 93%；脑梗死患者中，发病前有高血压病史者占 86%。在控制其他危险因素后，收缩压每升高 10 毫米汞柱，中风发病的相对危险增加 46%；舒张压每升高 5 毫米汞柱，中风发病的相对危险增加 46%。研究还表明，只要长期坚持有效控制血压，就可以显著降低中风的发生率。有效降压治疗 2 ~ 3 年，可使中风的发生率和死亡率降低 39%。因此，降压治疗对于预防中风有着积极意义。

一般正常的血压是收缩压 < 120 毫米汞柱、舒张压 < 80 毫米汞柱。18 岁以上的成年人，在未服用降压药的情况下，经过至少 3 次不同日血压测量，均达到收缩压 ≥ 140 毫米汞柱和（或）舒张压 ≥ 90 毫米汞柱，即可诊断为高血压。对于早期或轻症的高血压患者，应该首先采用改变生活方式治疗，包括戒烟、限酒、减轻体重、限制食盐摄入、减少膳食中的脂肪、适当增加体力活动、减轻精神压力等。如果通过 3 个月的改变生活方式治疗效果不好，应该加用药物。

那么，血压要降到什么水平？是降得越低越好吗？这是很多高血压患者没有搞清楚的问题。对于一般高血压患者而言，降压的目标是收缩压 < 140 毫米汞柱、舒张压 < 90 毫米汞柱；而对于合并糖尿病、肾病或有肾功能轻度减退的患者，应该把血压降到收缩压 < 130 毫米汞柱、舒张压 < 80 毫米汞柱；对于老年人，可适当放宽上述降压目标，收缩压降至 < 150 毫米汞柱即可，舒张压不要低于 70 毫米汞柱，这是因为老年人都有不同程度的动脉硬化，偏高一些的血压有利于心、脑、肾等脏器的血液供应。如果血压过低，可使脑血流量降低，导致缺血性中风的发生。此外，对于冠心病患者，如果血压过低，尤其是舒张压过低，可使冠状动脉灌注不足而产生心

绞痛，甚至心肌梗死，所以，冠心病患者的舒张压一般不宜低于 70 毫米汞柱。

我们还应当遵循逐步降压的原则，避免血压在短时间内迅速下降。另外，也不可随意停药，应按医生的建议增减降压药物。最好每天监测血压变化，至少每周测一次血压。总之，要通过长期、有规律的降压治疗，达到有效、平稳控制血压的目的。

12. 血糖控制在什么水平较为合适？

糖尿病是中风的重要危险因素。与非糖尿病患者相比，2 型糖尿病患者发生中风的危险性增加 2 倍。有研究表明，糖化血红蛋白每增加 1%，中风的风险便增加 1.37 倍。因此，我们应重视对糖尿病的预防和控制。

有高血压、血脂异常、吸烟等心脑血管病危险因素的人应定期检测血糖，必要时可测定糖化血红蛋白和糖化血浆白蛋白。根据世界卫生组织 1999 年的糖尿病诊断标准，以下任何一种情况均可诊断为糖尿病：a. 具有典型的"三多一少"症状，即多饮、多食、多尿和体重减轻，同时空腹血糖 ≥ 7.0 毫摩尔 / 升，或随机血糖 ≥ 11.1 毫摩尔 / 升，或口服葡萄糖耐量试验 2 小时血糖 ≥ 11.1 毫摩尔 / 升；b. 如果没有糖尿病的典型症状，则需要在另一天重复测定一次血糖，如达到上述标准，也可诊断为糖尿病。

一旦确诊为糖尿病，应积极治疗。糖尿病患者应首先控制饮食、加强体育锻炼，如果 2 ～ 3 个月后血糖控制仍不满意，应选用口服降糖药或使用胰岛素治疗。

血糖的控制情况可参考下表。

血糖控制情况

		良好	一般	差
血糖（毫摩尔 / 升）	空腹	4.4 ～ 6.1	6.1 ～ 7.0	> 7.0
	餐后 2 小时	4.4 ～ 8.0	8.0 ～ 10.0	> 10.0
糖化血红蛋白（％）		≤ 6.5	6.5 ～ 7.5	> 7.5

但是，血糖控制并非越低越好，严格控制血糖的弊端就是低血糖的风险增高。低血糖时，患者会出现心慌、出冷汗，甚至抽搐、昏迷等。轻度低血糖，只要适当进食即可很快恢复，不会对机体产生严重影响；但如果是严重的低血糖，又没得到及时的救治，则会给机体造成非常严重的损害，有时患者甚至会有生命危险。

对于一些特殊人群，血糖控制目标可适当放宽。比如老年人，他们发生低血糖的风险比较大，而且容易发生"无症状性低血糖"，患者可在没有明显低血糖先兆的情况陷入昏迷状态。而且，老年糖尿病患者大多合并动脉硬化和心脑血管病变，一旦发生低血糖可诱发中风或心肌梗死。因此，老年糖尿病患者只要空腹血糖不超过 8.0 毫摩尔 / 升，餐后 2 小时血糖不超过 10.0 毫摩尔 / 升就可以了。此外，对于有严重慢性并发症的患者，或血糖波动大、频发低血糖的患者，或有晚期癌症的糖尿病患者，其血糖控制目标也应适当放宽。

对于糖尿病患者，血糖监测十分重要。血糖控制差或病情严重者每天要监测 4 ~ 5 次，病情稳定时可每周监测 1 ~ 2 次；开始使用胰岛素的患者应每天至少监测 5 次，达到控制目标后可每天监测 2 ~ 4 次。同时，建议患者选择不同的血糖监测时间，如空腹、餐后 2 小时或睡前，以便更全面地了解血糖情况。糖化血红蛋白可以反映患者近 2 ~ 3 个月的血糖控制情况，是长期血糖控制的重要监测指标。在治疗初期，患者应至少每 3 个月检查一次糖化血红蛋白，达到治疗目标后，可每 6 个月检查一次。

此外，糖尿病的治疗要持之以恒，不能擅自停药。糖尿病患者还要定期进行并发症筛查，如眼底检查、视力评估、尿微量白蛋白测定、肌电图检查、心电图检查、心脏超声检查等，以便及早发现、及时治疗。

13. 为什么抗血小板药物或抗凝药物可以预防中风？

抗血小板治疗或抗凝治疗是预防缺血性中风的有效手段。科学家们在针对房颤抗凝治疗的研究中发现，华法林可使缺血性中风的发生率降低 68%，病死率下降 33%，复合终点事件（中风、周围动脉栓塞、死亡）减少 48%，而阿司匹林可使缺血性中风的发生率降低 36%。

抗血小板药物主要通过抑制血小板聚集，降低血液高凝状态或高黏状态来预防中风。抗凝药物则是通过阻断凝血过程来避免血栓的形成，以达到预防中风的目的。

14. 哪些患者需要进行抗血小板治疗或抗凝治疗？

各种类型的心脏病都与中风密切相关。心脏病患者发生中风的危险比没有心脏病者高 2 倍以上。房颤是中风的一个非常重要的危险因素。非瓣膜病性房颤的患者每年发生中风的危险性为 3% ~ 5%，大约占血栓栓塞性中风的 50%。其他类型心脏病，包括扩张型心肌病、瓣膜性心脏病（如二尖瓣脱垂、心内膜炎）、先天性心脏病（如卵圆孔未闭、房间隔缺损、房间隔动脉瘤）等，也对血栓栓塞性中风有一定的危险性。据估计，缺血性中风约有 20% 是心源性栓塞所致。所以，以上这些患者需要进行抗血小板治疗或抗凝治疗。其中，房颤患者的抗血小板治疗或抗凝治疗尤其重要。

此外，对于有多种中风高危因素者，如高血压、糖尿病、颈动脉狭窄患者，也推荐进行抗血小板治疗或抗凝治疗。

为什么不同患者要选择不同的抗血小板药物或抗凝药物？

　　首先让我们认识一下有哪些抗血小板药物和抗凝药物。

　　常见的抗血小板药物有阿司匹林、氯吡格雷和双嘧达莫。阿司匹林通过抑制血小板环氧化酶，减少血栓素 A 的生成，从而抑制血小板的聚集，其常见的不良反应有胃肠道反应、过敏反应和水杨酸反应。氯吡格雷可选择性抑制二磷酸腺苷与它的血小板受体结合及继发的二磷酸腺苷介导的糖蛋白 Ⅱ b Ⅲ a 复合物的活化，从而抑制血小板聚集，其主要不良反应是白细胞减少、胃肠道反应、皮肤黏膜出血、皮疹等。目前，阿司匹林和氯吡格雷哪个效果更好，不同的研究有不同的结论。双嘧达莫大剂量使用时可引起恶心、呕吐、头痛，目前已较少应用。

　　常用的抗凝药物有肝素、低分子肝素和华法林。前两者通过静脉或皮下给药，主要用于中风的治疗。华法林为口服药物，多用于中风的预防。出血是华法林最常见的也是最严重的不良反应，最常见的是血尿，其次是消化道出血；此外，偶见皮疹和脱发。有活动性出血、血液系统疾病、近期有手术史为华法林的绝对禁忌症。较新的抗凝药物还有达比加群酯（泰毕全）等，这些药物安全性较好，且不用监测凝血功能，但价格较贵。

2006 年，美国心脏病学会、美国心脏学会和欧洲心脏病学会共同发布的房颤指南中指出，应针对缺血性中风的危险分层来选用抗血栓栓塞药物：女性，年龄在 65 ~ 74 岁，患冠状动脉疾病或甲状腺功能亢进者，为低危人群；年龄 ≥ 75 岁，患心力衰竭或高血压、糖尿病，左室射血分数 ≤ 0.35 者，为中危人群；既往有中风史、短暂脑缺血史、栓塞疾病史，患二尖瓣狭窄，或换瓣术后者，为高危人群。高危人群应选择华法林加强抗凝治疗，监测国际标准化比值（INR），使其控制在 2.0 ~ 3.0；低危人群可选用阿司匹林；对于中危人群的抗血小板治疗或抗凝治疗目前仍有争议，可以选用抗凝药物或阿司匹林。我国的学者提出，对年龄 > 75 岁者，国际标准化比值（INR）宜控制在 1.6 ~ 2.5，或口服阿司匹林 50 ~ 300 毫克 / 天；冠心病高危人群也应服用小剂量阿司匹林（50 ~ 150 毫克 / 天）或其他抗血小板药物。

也有研究推荐，颅内出血风险小、胃肠道耐受性好、年龄 ≥ 45 岁的女性可服用小剂量阿司匹林；男性可用阿司匹林预防心肌梗死；症状性颈动脉狭窄（狭窄程度 > 50%）的患者也可使用小剂量阿司匹林。

16. 服用华法林的患者需要注意哪些问题？

华法林的出血风险与抗凝强度密切相关，因此，接受华法林治疗的患者必须经常监测凝血功能，根据国际标准化比值（INR）调整剂量。不同患者使用华法林时的个体差异非常大，因此开始服用时最好每天监测 INR，并根据监测结果调整剂量，当 INR 达到目标范围后，可逐步减少监测次数，可将监测间隔延长至 3 天、1 周、2 周甚至 4 周，并根据 INR 情况对药物剂量进行微调。

一些食物和药物会对华法林的疗效产生影响。华法林是一种维生素 K 拮抗剂，而绿叶蔬菜、苜蓿、蛋黄、大豆油、鱼肝等食物富含维生素 K，会中和药物的作用，因此，每天饮食中摄入维生素 K 的量应尽量保持一致。有些药物会增强华法林的抗凝作用，如阿司匹林、水杨酸钠、奎尼丁、吲哚美辛、保泰松、依他尼酸、甲苯磺丁脲、甲硝唑、别嘌醇、红霉素、氯霉素、某些氨基糖甙类抗生素、头孢菌素、西咪替丁、氯贝丁酯、右旋甲状腺素、对乙酰氨基酚等。而一些药物可降低华法林的抗凝作用，如苯妥英、巴比妥类药物、口服避孕药、雌激素、考来烯胺、利福平、维生素 K 类药物、氯噻酮、螺内酯、扑米酮、皮质激素等。所以，在使用上述药物时应调整华法林的剂量。

如果患者在用药期间出现不明原因的牙龈大量出血，无诱因的鼻出血不止，无外伤情况下皮下瘀点、瘀斑，大便发黑，呕咖啡色液体等情况，应立即就诊，由医生决定华法林是否需要减量或停药。

用药期间还应注意避免剧烈运动及情绪波动，老年患者要注意控制血压，避免外伤磕碰。

如果患者在用药期间因为其他疾病需要进行血管造影、

专家细说中风

深静脉穿刺等有创检查或治疗甚至手术，患者及家属应提前告诉经治医生服用华法林的情况，必要时需停药至复查凝血功能正常。

17. 调脂治疗的目标是怎样的？

大量研究表明，血清总胆固醇（TC）和低密度脂蛋白胆固醇（LDL-C）升高、高密度脂蛋白胆固醇（HDL-C）降低与心脑血管病有着密切的关系。血脂紊乱时，脂质可以在血管内皮沉积引起动脉粥样硬化，从而增加中风的发生风险。因此，调脂治疗对预防中风有着积极的意义。

目前常用的调脂药物有他汀类、贝特类、胆酸螯合剂类、烟酸及其衍生物，以前两种最为常用。调脂药物的选择应根据患者的血脂水平以及血脂异常的分型而定。单纯总胆固醇增高或以总胆固醇、低密度脂蛋白胆固醇增高为主的混合型血脂异常宜选用他汀类药物治疗，单纯甘油三酯增高或以甘油三酯增高为主的混合型血脂异常宜选用贝特类药物治疗。由于调脂药物有引起肝功能异常和发生肌纤维溶解症的副作用，所以在治疗过程中应定期监测肝肾功能、肌酶等。

调脂治疗，不同的患者有不同的目标。首先需要根据患者所伴有的危险因素来确定危险分层［危险因素包括高血压、年龄（男 ≥ 45 岁，女 ≥ 55 岁）、吸烟、低高密度脂蛋白、肥胖（体质指数 > 28）和早发缺血性心血管病家族史（一级男性亲属发病时≤55岁，一级女性亲属发病时≤65岁），以及冠心病和冠心病等危症（糖尿病；有其他临床表现的动脉粥样硬化，包括周围动脉疾病、腹主动脉瘤和症状性颈动脉病等；存在多项危险因素且预计10年冠心病危险性>20%）〕，然后根据不同的危险分层来确定治疗方式和治疗目标。

血脂异常危险分层方案

危险分层	TC：5.18～6.19毫摩尔/升 或 LDL–C：3.37～4.12毫摩尔/升	TC≥6.22毫摩尔/升 或 LDL–C≥4.14毫摩尔/升
无高血压且其他危险因素<3个	低危	低危
高血压或其他危险因素≥3个	低危	中危
高血压且其他危险因素≥1个	中危	高危
冠心病及其等危症	高危	高危

注：其他危险因素包括年龄（男性≥45岁、女性≥55岁）、吸烟、低高密度脂蛋白、肥胖（BMI≥28）和早发缺血性心血管病家族史。

血脂异常患者开始调脂治疗的 TC 和 LDL-C 值及其目标值

（单位：毫摩尔 / 升）

危险等级	治疗性生活方式改变开始	药物治疗开始	治疗目标值
低危	TC ≥ 6.22 LDL-C ≥ 4.14	TC ≥ 6.99 LDL-C ≥ 4.92	TC ≤ 6.22 LDL-C ≤ 4.14
中危	TC ≥ 5.18 LDL-C ≥ 3.37	TC ≥ 6.22 LDL-C ≥ 4.14	TC ≤ 5.18 LDL-C ≤ 3.37
高危	TC ≥ 4.14 LDL-C ≥ 2.59	TC ≥ 4.14 LDL-C ≥ 2.59	TC ≤ 4.14 LDL-C ≤ 2.59
极高危（急性冠状动脉综合征或缺血性心血管病合并糖尿病）	TC ≥ 3.11 LDL-C ≥ 2.07	TC ≥ 4.14 LDL-C ≥ 2.07	TC ≤ 3.11 LDL-C ≤ 2.07

对于血脂异常的治疗，药物固然重要，但治疗性生活方式改变是首要步骤，且必须贯穿治疗的全过程。治疗性生活方式改变包括：减少饱和脂肪酸和胆固醇的摄入，选择能加强降低低密度脂蛋白效果的食物，戒烟，减轻体重，增加有规律的体力活动等。

18. 如何预防中风复发？

中风具有高患病率、高病死率、高致残率和高复发率的特点。在美国，每年大约有 75 万人发生中风；中风后 1 年内有 5% ~ 14% 的患者复发；5 年内，有 24% 的女性患者和 41% 的男性患者复发。我国的统计资料显示，缺血性中风 2 年内复发率为 15% ~ 30%，5 年内复发率高达 20% ~ 30%。因此，预防再次中风不容忽视。

1）抗血小板治疗或抗凝治疗　在首次中风后，早期使用阿司匹林能显著降低中风复发的风险，剂量以 50 ~ 150 毫克 / 天为宜。此外，也可以选用阿司匹林和缓释双嘧达莫（潘生丁）的复合制剂。对阿司匹林不能耐受者，可选用氯吡格雷（波立维）或噻氯匹定（抵克力得），但建议避免长期联合应用氯吡格雷和阿司匹林，因为会增加出血的风险。而华法林常用于房颤、左室附壁血栓、风湿性二尖瓣疾病、机械瓣膜或生物膜置换术后等引起的心源性血栓的患者。接受华法林治疗的患者必须经常监测凝血功能，并且要知道绿叶蔬菜、苜蓿、蛋黄、大豆油、鱼肝等食物富含维生素 K，会中和药物的作用，每天饮食中摄入维生素 K 的量应尽量保持一致。

2）控制血压　高血压是最常见的也是最容易控制的中风危险因素。通常可以通过饮食控制、体育锻炼和药物来控制血压。多种药物可有效控制血压，常用的有利尿剂、钙离子拮抗剂、β 受体阻滞剂、血管紧张素转换酶抑制剂和血管紧张素受体拮抗剂。降压治疗可以减少中风的发生，它与降压药物的种类无关，而与血压降低的程度相关。在治疗过程中，可能需要多次调整治疗方案，这种情况非常多见，不必气馁，直至找到最适合的药物。一旦确定了合适的治疗方案，务必严格遵从医嘱。

3）**监测血糖，治疗糖尿病** 严格的血糖控制有助于降低糖尿病患者大小血管并发症的发生率，减少中风的复发。严重高血糖的患者应首先采用胰岛素治疗，待血糖得到控制后，可根据病情重新制订治疗方案。单药控制血糖不满意者，可联合使用口服降糖药和胰岛素。有研究推荐，应将有缺血性中风或短暂性脑缺血发作的糖尿病患者的血糖控制在接近正常水平，即空腹血糖≤7.0毫摩尔/升，餐后2小时血糖≤8.0毫摩尔/升，糖化血红蛋白应控制在≤7%。同时，要加强饮食控制和体育锻炼，定期监测血糖水平，调整治疗方案。

4）**治疗血脂异常** 有研究表明，血清总胆固醇＞6.24毫摩尔/升，中风复发的危险性增加。因此，在首次中风发生后，需积极监测血脂水平，并采取饮食控制和药物治疗等干预措施，使患者的血脂水平稳定在理想范围。除了改变生活方式、调整饮食外，推荐使用他汀类药物，一般应将低密度脂蛋白控制在2.6毫摩尔/升以下，而极高危或存在多重危险因素者应将低密度脂蛋白降至1.82毫摩尔/升以下。

5）**手术** 如果初次中风是由于颈动脉狭窄所致，接受颈动脉内膜剥离术可有效降低中风的复发率。手术通过切除增厚的颈动脉内膜及斑块恢复血流通畅。不宜手术者可考虑颈动脉支架置入术。

6）**其他** 积极戒烟，减少酒精摄入，建议超重者减肥。

最好每周锻炼 3 ~ 4 次，每次 30 分钟。对于中风或短暂性脑缺血发作的女性患者，应停止使用雌激素替代疗法。

（刘　媚　陈晓红）

专家细说**中风**

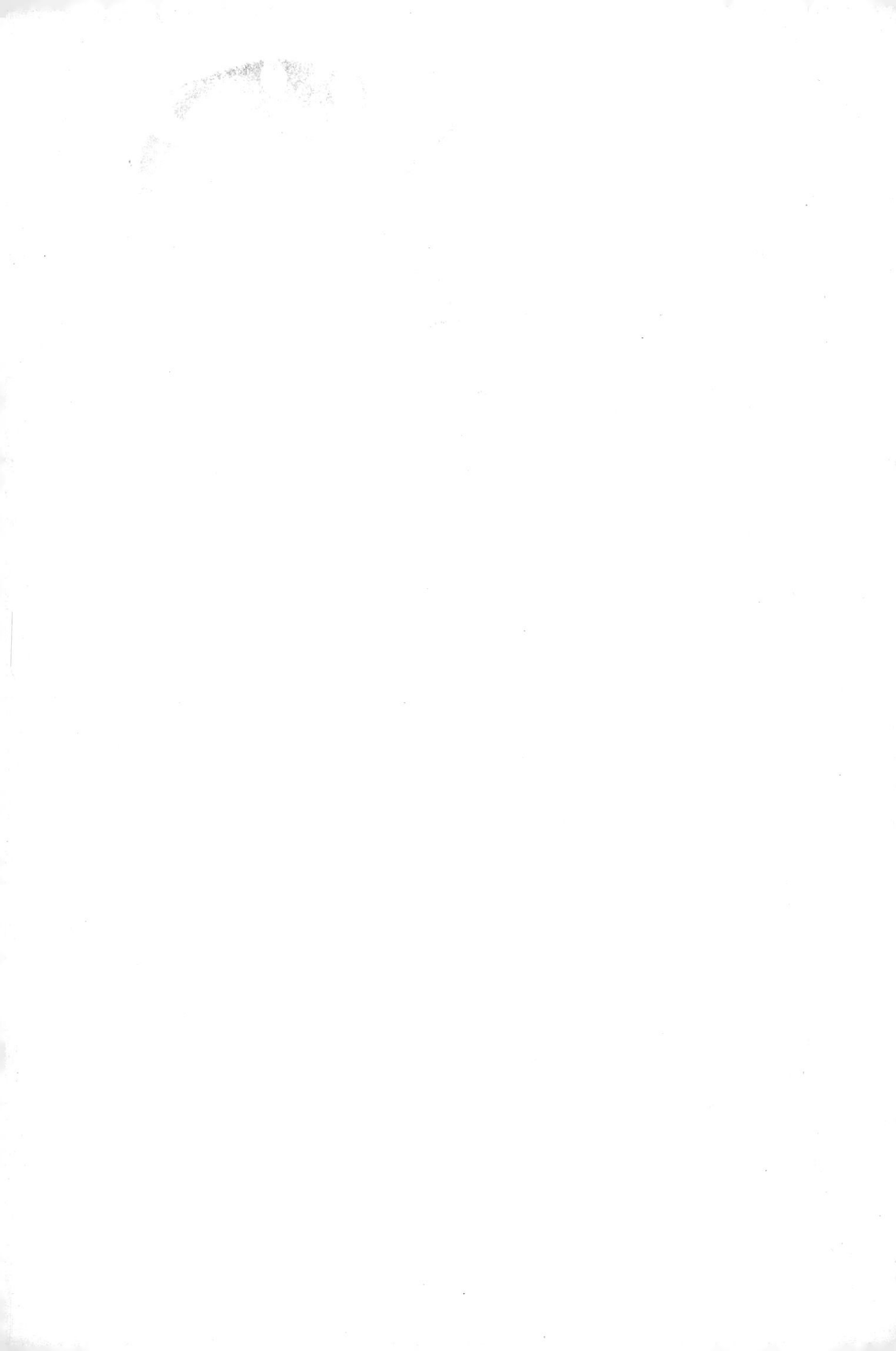